国家出版基金项目

图说组织动力学

图说
生殖系统组织动力学

史学义 著

第九卷

郑州大学出版社

图书在版编目(CIP)数据

图说生殖系统组织动力学 / 史学义著. — 郑州 ：郑州大学出版社，
2014.12

（图说组织动力学；9）

ISBN 978-7-5645-2044-1-01

Ⅰ．①图…　Ⅱ．①史…　Ⅲ．①泌尿生殖系统-人体组织学-图
解　Ⅳ．①R339.2-64

中国版本图书馆 CIP 数据核字（2014）第 226374 号

郑州大学出版社出版发行

郑州市大学路40号

出版人：王　锋

全国新华书店经销

郑州金秋彩色印务有限公司印制

开本：787 mm×1 092 mm　1/16

印张：18

字数：272千字

版次：2014年12月第1版

邮政编码：450052

发行电话：0371-66966070

印次：2015年1月第2次印刷

书号：ISBN 978-7-5645-2044-1-01　　定价：180.00元

本书如有印装质量问题，请向本社调换

编委会名单

主　任：章静波

副主任：陈誉华

委　员：吴景兰　张云汉　楚宪襄　郭志坤

　　　　张钦宪　史学义　宗安民　杨秦予

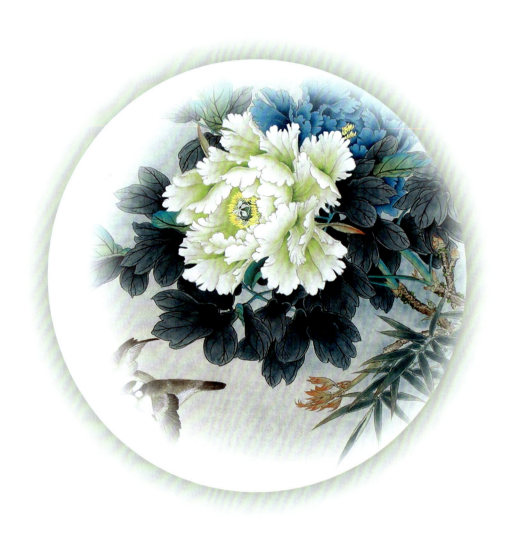

抽象（逻辑）思维是我们常

常说的科学方法，科学方法就是归纳

推理……爱因斯坦说过，要靠归纳推理

来做科学，那是大傻瓜，做不出创造性的科

学劳动……要有创造性还必须至少结合形象

（直觉）思维。

——钱学森

如果有人对我说，在做这些结论时我超

越了事实，我就回答说："是的，我的确是

常常置身于不能严格证明的设想之中，

但这就是我观察事物的方法。"

——巴斯德

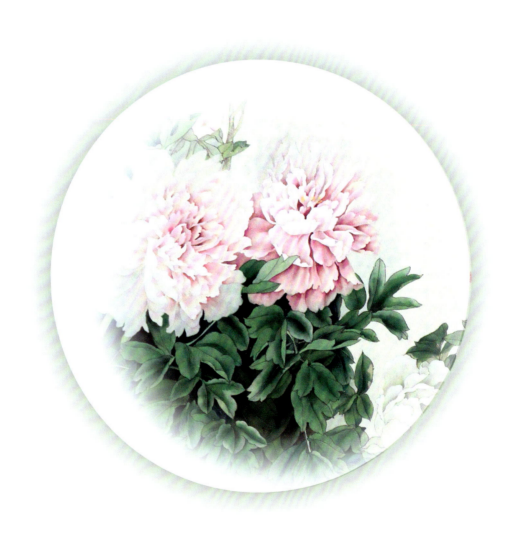

内容提要

本书是医用形态学新学科组织动力学系列出版物的第九卷。书正文前有"图说组织动力学"的点评与序及引言，引言说明其思想来源和实践来源、理念与方法、框架与范畴、规划与憧憬，作为阅读之导引。本书共分两章：第一章雄性生殖系统组织动力学，比较研究人、兔和狗睾丸生精细胞演化动力学过程及附睾组织动力学过程；第二章雌性生殖系统组织动力学，阐述卵细胞、卵泡和黄体演化及其与表面上皮细胞、卵巢基质细胞的关系，子宫肌细胞动力学和子宫肌细胞–子宫腺细胞演化系。本书正文主要由415幅显微实拍彩图及其注释组成，是著者多年科学研究成果，书中资料翔实、观点独到、结论新奇，极具创新性和挑战性。本书可供医学院校教师、本科生与研究生，男科与妇产科临床学家，生殖器官工程和组织工程研究人员及系统科学工作者阅读和参考。

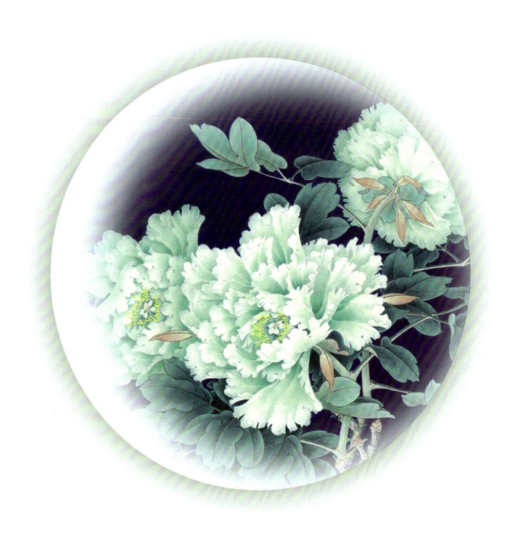

C 点评与序

　　组织学是研究机体微细结构与其相关功能及它们如何组成器官的学科。细胞是组成组织的主要成分，各种组织的构建和功能特点主要表现在它们的组成细胞上，因此，以细胞为研究对象的细胞学也是组织学的重要组成部分。鉴于组织和细胞是构成机体最基本的要素，组织学在医学与生命科学中具有较为重要的地位，组织学的教学与不断深入地研究的重要性也就不言而喻了。

　　迄今，组织学的研究方法大致分为两类：一类是活细胞和活组织的观察与实验，另一类是经固定后对组织结构的观察与分析。随着显微镜与显微镜新技术的不断改进、生物制片和染料化学的迅速发展，尤其是免疫细胞技术的建立，组织学曾经历过辉煌时期，但正如作者史学义教授所忧虑的那样，半个多世纪以来，组织学似乎被人们所漠视，其原因可能与组织学多以静止的观点观察机体的结构有关，与此同时，分子生物学、免疫学与细胞生物学的迅速发展，使得人们更多地将注意力放在当代新兴学科上。事实可能是这样的，当我还是个医学生的时候，组织学的教学手段基本上是在显微镜下观察组织切片，然后用红蓝铅笔依样画葫芦地画下来，硬记下组织的基本组成及特点。诚然，观察与绘图是必须的，但另一方面无形中在学生的脑海里形成了一个"孤立的"和"纵向的"不完全的组织学理念。

1

基于数十年的组织学专业教学与科研工作，本书作者史学义教授顿觉组织学不应只是"存在的科学"，而应是"演化的科学"；不应只以"静止的观点观察事物"，而应用"动态的观点观察事物"，于是查阅了大量的文献，历经数十载，不但观察了原河南医科大学近百年的全部库存组织学标本，而且还通过购置、交换从国内不少兄弟单位获得颇多的组织学切片，此外，还专门制作了适于组织动力学研究的标本。面对如此庞大工程，需要阅读上万张浩瀚的显微镜切片，作者闻鸡而起，忘寝废餐，奋勉劳作，终于经十余年努力完成该"图说组织动力学"鸿篇巨制。该套书共有10卷，资料翔实，观点独到，结论新奇，颇具独创性与挑战性，是一套更深层次研究组织动力学的全新力作，或许也称得上是一套组织动力学的宝典。纵观全套书，它在学术、研究思维及编写几个方面有如下主要特点。

（一）以动态的观点来观察与研究组织的结构与功能

　　作者以敏锐的洞察力，于看起来静止的细胞或组织中窥察到它们的动态过程。作者生动地描述，他在一张小白鼠肝细胞系的标本中惊讶地发现"一群细胞像鱼儿逐食一样趋向缺口处"，"原来这些细胞都是'活'的"。其实，笔者也有类似的经验，譬如在观察细胞凋亡（apoptosis）现象时，虽然只是切片标本，但即使在同一个标本中，往往也可以发现有的细胞皱缩，有的染色质凝聚与边集，有的起泡，有的产生凋亡小体等镜像。只要你将它们串联起来，便是活生生的细胞凋亡动态过程了。让读者能理解静态的组织学可反映出动态改变应是我们从事组织学教学与研究者的职责，更是意图力推动态组织学者的任务。

（二）强调组织与细胞的异质性

正如作者所一直强调的，"世界上没有完全相同的两片树叶"，无论是细胞系（cell line）或是组织（tissues），我们的观察与认识不能囿于"典型"表型，而应考虑到它们的异质性（heterogeneity），如此，我们便可发现构成组织的是一个"细胞社会"，它们不只会群聚，更是丰富多彩，充满着个性，并且相互有着关联。不但异常组织如此，即使正常组织也绝不是"千细胞一面"，呈均匀状态的，这在骨髓中是人们一直予以肯定的，属于递次相似法则。在如今炙热的干细胞研究中，人们也发现不少组织中存在有干细胞（stem cell）、祖细胞（progenitor cell）及各级前体细胞（precursor cell）直至成熟细胞（mature cell）等不同分化程度，以及形态特征各异的细胞群体。此外，即使在正常组织中也观察到"温和的"，不至于成为恶性的突变细胞。因此，作者强调从事组织学与细胞学研究不可将这种异质性遗忘于脑后。笔者十分赞同作者的观点。

（三）力挺直接分裂的作用与地位

细胞的增殖靠细胞分裂来完成。迄今，绝大多数学者认为有丝分裂（mitosis）是高等真核细胞增殖的主要方式，而无丝分裂（amitosis）则称为直接分裂（direct division），多见于低等生物，但也不排除高等生物在创伤、衰老与癌变细胞中也存在无丝分裂。此外，在某些正常组织中，如上皮组织、肌肉组织、疏松结缔组织及肝中也偶尔观察到无丝分裂。

但是本套书作者在大量切片观察的基础上认为人和高等动物的细胞增殖以直接分裂为主，而且认定早期、中期和晚期分裂方式和效率是明显不同的，早期的直接分裂由一个细胞分裂成众多子代细胞，中期直接分裂由一个母细胞分裂产生数个子细胞，晚期直接分裂通常由一个母细胞产生两个子细胞并且多为隔膜型与横缢型的直接分裂。史学义教授观察入微，证据凿凿，其观点显然是对传统观点与学说的挑战，至少对当前广为传播而名过其实的有丝分裂在细胞分裂研究领域中的独占地位提出强力质疑。本着学术争鸣的原则，或许会有不同看法，笔者认为需要有更多的观察。

（四）独创的编写形式

最后，本套书在编写上也别具一格，既不同于常见的教科书，以文字描述为主，配以插图；也不同于纯粹的图谱，图为主角辅以

4

文字说明。另外，似乎与图文并重的，如 *Junqueira's Basic Histology* 也不完全一致。本套书以图为主，以一组图说明一段情节，相关的情节组合在一起构成一个演化过程。这种写法不仅形象，易于理解，更可反映出组织发生的动力学改变过程。这一写作技巧或许对于强调事物是动态的、发展的都有借鉴意义。

然而，诚如作者所说，"建立组织动力学这一新学科是一项宏大的工程，是需要千百万人的积极参与才能完成的艰巨任务"。本系列"图说组织动力学"只是一个抛砖引玉的试金之作，今后或许要从下述几个方面努力，以期更确证、更完整。

（1）用当代分子细胞生物学技术与方法阐明组织动力学的改变，尤其要证实干细胞在组织形成、衍生、衰老与萎缩中所扮演的角色。

（2）用经典的连续切片观察细胞的直接分裂过程和组织的动态变迁。

（3）用最新的生命科学技术与方法，如显微技术、纳米技术、3D打印技术，追踪、重塑组织结构。

（4）用更多种属、不同年龄阶段的组织标本观察组织动力学的改变，因为按一般规律不同种属、不同组织、不同年龄段的动力学改变是不会一致的。

总之，组织动力学是一个新概念，生命科学中诸多问题，需要医学形态学、系统生物学、细胞生物学、生理学及相关临床科学的广大科学工作者、教师与学生的共同参与。让我们大家一起努力，将组织动力学这门新学科做得更加完美。

最后，我谨代表本书编委会向国家出版基金管理委员会、郑州大学出版社表示感谢。为了我国学术繁荣、科学发展，他们向出版如此专业著作的作者伸出援手，由此我看到了我国科技赶超世界先进水平的希望。

章静波

2014年9月于北京

C 引言

一、困惑与思考

在医学院里初次接触到组织学，探究人体细胞世界的奥秘，令我向往与兴奋。及至从事组织学专业教学与科研工作，迄今已历数十载，由于组织学教学刻板，而科研又远离专业，使我对组织学的兴趣日渐淡薄。这可能与踏入专业之门时，正值组织学不景气有关。当时不少人认为组织学的盛采期已过，加之分子生物学的迅猛发展，不少颇有造诣的组织学家都无奈地感叹：人们连细胞中的分子都搞清楚了，组织学还有什么可研究的，组织学早该取消了！情况虽然并不至如此，但当时并延续至今的组织学在整个科学界的生存状态，确实值得组织学工作者深刻反思：组织学究竟是怎么了？

组织学面临困境的原因，首先是传统组织学的观念已经落后于时代的发展。新世纪首先迎来的是人类思维方式的革命。这种思维方式的转变，主要表现在从对事物的孤立纵向研究转向对事物的横向相互联系的研究，这样导致科学整体从机械论科学体系转向有机论科学体系，从用静止的观点观察事物转变为用动态的观点观察事物，使整个科学从"存在的科学"转向"演化的科学"。传统的组织学（histology），即显微解剖学(microscopic anatomy)，是研究人体构造材料的科学，是对机体各种构造材料的不同质地和各种纹理的描述性科学，其主要研究内容是识别不同器官的结构、组织和细胞，而这些结构、组织和细胞，似乎是与生俱来、终生不变的。传统组织学孤立、静止的逻辑框架，明显有悖于相互联系和动态演变的现代科学理念。不同种类的细胞像林奈时代的"物种"一样，是先验的和不可理解的。这就导致组织学教学与科学研究相脱离，知识更新率低，新观念难以渗入、扩展。尽管血细胞演化和骨组织更新研究已较深入，但那只是作为特例被接纳，并不能对整个人体组织静态框架产生多大冲击。组织学教育似乎只是旧有知识的传承，而对学习者也毫无创造空间可言。国家级的组织学专业研究项目很少，组织学专业文献锐减。这些学科衰落的征象确实令人担忧。

其次，组织学与胚胎学脱节。胚胎学研究内容由受精卵分裂开始，通过细胞的无性增殖、分化、聚集、迁移，从而完成器官乃至整个机体的构建，胚胎学发展呈现一片生机勃勃的景象。而一到组织学，其中的细胞、组织、结构突然一片沉寂，犹如一潭死水。20世纪中叶，许多世界著名研究机构都参与了心肌细胞何时停止分裂的研究，并涌现大量科研文献。研究结果有出生前20天、出生后7天、出生后3个月，争论多年。这足见"胚成论"对传统组织学影响之深。其实，心肌细胞何曾停止过分裂呢！研究成体的组织学与研究机体发育的胚胎学应该分开来看，细胞在组织学和胚胎学中的命运与行为犹如在两个完全不同的世界。

再次，组织学不能及时吸纳和整合细胞生物学研究的新成果。细胞生物学是组织学的基础，有意或无意长期拒绝细胞生物学来源的新知识，也使组织学不合理的静态结构框架日益僵化守旧，成为超稳定的知识结构。细胞分裂是细胞学的基本问题，也是组织学的基本问题。直接分裂在细胞生物学尚有简单论述，在组织学却被完全删除。近年，干细胞研究迅猛发展，干细胞巢的概念已逐步落实到成体组织结构中，但很难进入组织学教材。这与传统组织学静态观念的顽固抵抗有关，其中最大的障碍就是无视细胞直接分裂的广泛存在。

最后，组织学明显脱离临床实践。医学实践是医学生物学发展最强大的推动力。近年，受社会需求的拉动，各临床专业的基础研究迅猛发展。但许多临床上已通晓的基本知识、基本概念在组织学中还被列为禁区、被归为谬误。器官移植已在临床上广泛应用，组织学却不能为移植器官的长期存活提供任何理论支持，而仍固守移植器官细胞长寿之说。这样，组织学不能从临床实践寻找新的研究课题，使之愈发显得概念陈旧、内容干瘪，对临床实践很难起到指导、启迪作用。

二、顿悟与发掘

我重新燃起对组织学的兴趣缘于偶然。一次非常规操作显微镜，在油镜下观察封固标本，所用标本是PC12细胞（成年大白鼠肾上腺髓质嗜铬细胞瘤细胞系）的盖玻片培养物（经吉姆萨染色的封存片）。当我小心翼翼地调好焦距时，我被视野中的景象惊呆了！只见眼前的细胞色彩绚丽、千姿百态。令我惊异的是，本属同一细胞系的同质性细胞竟是千细胞千面、各不相同。这使我想到，要认识PC12细胞，除了认识其遗传决定的共同特征外，这些形态差异并非毫无意义、可以完全忽略的。究竟哪一个细胞才是真正典型的PC12细胞呢？

以往观察组织标本多用低倍或高倍物镜。受传统组织学追求简单化思路的引导，通常是在高倍镜下尽力寻找符合书本描述的典型细胞。由于认为同种细胞表型都是相同的，粗略的观察总是有意、无意地忽略细胞间的差异。而这次非常规观察，彻底改变了我数十年来形成的对细胞的刻板印象，使我顿悟到构成组织的细胞原来并不一样。正如世界上没有完全相同的两片树叶一样，机体也绝没有完全相同的两个细胞，因为每个细胞都是特定时空的唯一存在物。由此，我突破了对组织中细胞的质点思维樊篱，直面细胞个体，发现细胞的个体差异是随机性的，服从统计规律。随级差逐渐缩小，便有了"演化"的概念。进而发现组织并不是形状与颜色都相同的所谓典型细胞的集合体，而是充满个性、丰富多彩、相互有演化关联的细胞社会。当我观察盖玻片培养的BRL细胞（小白鼠肝细胞系）时，凑巧培养盖玻片一边有个小缺口，一群细胞像鱼儿逐食一样趋向缺口处。这给我带来了第二重震撼，使我突然领悟，原来这些细胞都是"活"的。以前，尽管理论上知道细胞是生命的基本单位，但长期以来我们看到的都是死细胞，是经过人工固定染色的细胞尸体，从来没去想过细胞在干什么。这种景象，不禁使我想到上古时陷入沼泽里的猛犸象。趋向缺口的细胞不正像被发现的猛犸象一样，都是其生前状态瞬时的摄影定格吗？正是这些细胞运动过程中细胞形态变化的瞬时定格图像组合，提示了这些细胞的运动方向与目的。细胞内部决定性和内外随机性共同影响着细胞的生、老、病、死过程。这是细胞"活"的内在本质。进而，我还有了第三重感悟，原来很不起眼的普通组织标本，竟是如此值得珍爱。这不仅在于小小的标本体现着千千万万细胞生命对科学殿堂的祭献，而且，似乎突然发现常规组织标本竟含有如此无限丰富的细胞信息。这说明，酸碱染料复合染色，如最普通的苏木素-伊红染色，能较全面而深刻地反映细胞生命过程的本质特征。对于细胞群体研究来说，任何高新技术，包括特定物质分子的测定及其更高分辨率观察结果分析，都离不开对研究对象具体细胞学的分析。高新技术只能在准确的细胞学分析基础上进行补缺、增强、校正，进一步明确化、精细化。之后，我在万用显微镜的油镜下重新观察教学用的全部组织学切片，更增强了上述获得的新观念。继而，又找出原河南

5

医科大学近百年的全部库存组织学标本，甚至包括不适合教学的废弃标本，另外，还通过购买、交换从国内外不少兄弟单位获得很多组织切片。除此之外，我们也专门制作更适于组织动力学研究的标本。一般仍多采用常规酸碱染料复合染色。为提高发现不同器官、结构、组织和细胞之间的过渡类型的概率，专门制作的组织动力学切片的主要特点有：①尽量大；②尽量包括器官的被膜、门、蒂、茎及器官连接部；③最好是整个器官或大组织块的连续切片；④尽量多种属、多年龄段和多部位取材；⑤同一器官要有纵、横、矢三个方位切片。如此获得大量资料后，我夜以继日、废寝忘食地观察不同种属、不同年龄、不同方位的组织标本。这样的观察，从追求典型细胞与细胞同一性，到注重过渡性细胞和细胞的个性。通过观察发现，镜下视野里到处都是细胞的变化和运动。我如饥似渴地追寻感兴趣、有意义的观察对象，并做显微摄影。如此反复地观察数万张组织切片，大海捞针似的筛查有价值的观察目标，像追寻始祖鸟一样，寻觅存在率只有千万分之一的过渡性细胞。当最终找到预期的过渡性细胞时，我兴奋不已，彻夜难眠。如此数十年间，获得上万张有价值的显微照片。

三、理念与方法

从普通组织切片的僵死细胞中，怎么可能看出细胞的变化过程呢？为什么人们通常看不到这些变化？怎样才能观察到这些变化过程呢？其实，这在传统组织学中早有先例，人们从骨髓涂片的杂乱细胞群中就观察到红细胞系、粒单细胞系、淋巴细胞系及其变化规律。那么，肝细胞、心肌细胞、肾细胞、肺细胞、神经细胞乃至人体所有细胞，是否也都有相应的细胞系和类似的变化规律呢？

　　一个范式的观察者，不是那种只能看普通观察者之所看，只能报告普通观察者之所报告的人，二是那种能在熟悉的对象中看见别人前所未见的东西的人。这是因为任何观察都渗透着理论。观察者的观察活动必然植根于特定的认识背景之中，先前对观察对象的认识影响着观察过程。从骨髓涂片中之所以能看出各种血细胞系是因为在观察之前，我们就对血细胞有如下设定：①血细胞是有生有灭的；②骨髓涂片里存在这种生灭过程；③这种过程是可以被观察到的。这些预先设定，分别涉及动态观念、随机性和时空转换三个方面的问题。此外，从骨髓涂片中看出各种血细胞系，还有一个重要的经验性法则，即递次相似法则。递次相似法则又可用更精细化的模糊聚类方法来代替，以用作对观察结果更精确的分析。

（一）动态观念

　　"万物皆动"是既古老又现代的科学格言。"存在也是过程"的动态观念是新世纪思维革命的重要方面。胚胎学较好地体现了动态变化的观念，特别是早期胚胎发育中胚胎细胞不断演化，胚胎结构不断形成又消失；而到了组织学，似乎在胚胎发育某一时刻形成的细胞、组织、结构就不再变化（胚成论）。实则不然，出生后人体对胚体中进行的细胞、结构演化变动模式既有继承，也有抛弃。从骨髓涂片研究血细胞发生的前提是认知血细胞有生成、死亡的过程。那么，肝细胞和肝小叶、肺泡上皮细胞和肺泡、外分泌腺上皮细胞和腺泡、心肌细胞和心肌束、肾细胞和泌尿小管、神经细胞和脑皮质等，也会有类似演化与更新过程。承认这些过程存在可能性的动态观念，是研究组织动力学必须具有的基本观念。

（二）随机性

随机性是客观世界固有的基本属性。在小的时空尺度内，随机性影响具有决定性意义。主要作为复杂环境中介观存在的生命系统，有很强的外随机性，因为生命系统元素数量巨大，又有很多来自系统内部自身确定性的内随机性。希波克拉底（Hippocrates）做了人类最早的胚胎学实验。他将20个鸡蛋用5只母鸡同时开始孵化，而后每天打破一个鸡蛋，观察鸡胚发育情况。直至20天后，最后一个鸡蛋孵出小鸡。他按时间顺序整理每天的观察结果，总结出鸡胚发育过程与规律。然而，生命具有不可逆性和不可入性，如此毁灭性的实验方法所得结果并不能让人完全信服。因为，这样所观察到的第2天鸡胚的发育状态，并不是第1天观察到的那个鸡胚的第2天状态，而是另一个鸡胚的第2天的发育状态。后经无数人重复观察，不断对观察结果进行修正，才得到大家认可的关于鸡胚发育过程的近似描述。这是因为，重复试验无形中满足了大数法则，接近概率统计的确定性。用作组织学研究的组织切片就很像众多不同步发育的鸡胚发育实验。而在切片制作中，每个细胞、结构都在固定时同时死亡，所看到的组织切片中的每个细胞，都在其死亡时被"瞬间定格"。这些"瞬间定格"分别代表处于演化过程不同阶段细胞的瞬时存在状态。将这些众多不同状态，按时间顺序整理、归类、排序，就可得出细胞演化的整个动力学过程。组织动力学家与传统组织学家不同。传统组织学家偏好"求同"，极力从现存的类同个体中找出合乎要求的典型，并为此而满足；组织动力学家则偏重"求异"，其主要工作是寻觅可能存在于某组织标本中的过渡态，故永远感到不满足。因此，组织动力学家总是在近乎贪婪地搜集、观察组织标本，以寻求更多、更好的过渡态。

（三）时空转换

生命是其内在程序的时空展开过程。这里的时间与空间是指生物体的内部时间和内部空间。内部时间即生物体内部生命程序展开事件的先后次序。而生命的不可逆性和不可入性，使内部过程的时间顺序很难用外部时间标定。这就需要换用生命事件的可察迹象来排列事件的先后次序。这实际上就是简单的函数置换。若已知变化状态 S 是自变量时间 t 的函数，其他变量，如空间变量 l，也是时间 t 的函数，则可以l置换t作为状态S的自变量。

　　这一函数置换，实现了生物形态学领域习惯称谓的时空转换。这在胚胎学中经常用到，如在胚胎发育较早期，常以体长代替孕月数，表示胚胎发育状态。在组织学中，有了"时空转换"，许多空间量纲测度，如细胞及细胞核的形状、大小、长短、距离等差别都有了时间意义，都可以用来表征细胞演化进程。其他测度，如细胞特有成分的多少、细胞质与细胞核的嗜碱性/嗜酸性强度、细胞衰老指标等，也都可以代替时间作为判定细胞长幼序的依据。如此一来，所观察的标本中满目尽见移行变化，到处是过程的片段。骨髓涂片中，血细胞演化系主要就是依据细胞形状、细胞核质比、细胞质与细胞核的嗜碱性/嗜酸性强度及细胞质内特殊颗粒多少等参量来判定的。同理，也可以此来观测、判定心肌细胞系和肝细胞系等。

（四）模糊聚类分析

　　从骨髓切片或涂片中，运用判定红细胞系和白细胞系演化进程所遵循的递次相似法则时，如果评判指标较少，单凭经验就可以完成。但当所依据的评判指标众多时，特别是各指标又缺乏均衡性，单凭经验就显得困难。模糊聚类分析，可使递次相似法则更精细、更规范，细胞精确和模糊的特征参量，通过数据标准化，标定相似系数，建立模糊相似矩阵。在此基础上，根据一定的隶属度来确定其隶属关系。聚类分析的基本思想，就是用相似性尺度来衡量事物之间的亲疏程度，并以此来实现分类。模糊聚类分析方法，为组织动力学判定细胞系提供了有效的数学工具。

著者在观察中对研究对象认知的顿悟，正是在动态观念、随机性和时空转换预先的理性背景下发生的。三者也是整理观察结果的指导思想，可看作组织动力学的三个基本理念。

四、框架与范畴

对于归纳性科学的研究方法，卡尔·皮尔逊总结为：①仔细而精确地分类事实，观察它们的相关和顺序；②借助创造性想象发现科学定律；③白我批判和对所有正常构造的心智来说是同等有效的最后检验。有人更简单归结为搜集事实和排列次序两件事。据此，著者对已获得的大量图片资料，依据上述理念与方法归纳整理，得到人体结构的动态框架。

组织动力学（histokinetics），按字面意思理解是研究机体组织发生、发展、消亡、相互转化的科学，但更准确的理解应该是organization dynamics，是研究正常机体自组织过程及其规律的科学，包括细胞动力学和各器官系统组织动力学，后者涵盖各种器官、结构、组织的形成、维持、转化与衰亡等演化规律。组织动力学的逻辑框架主要由细胞、细胞系、结构、器官和机体5个基本范畴构建而成。

（一）细胞

细胞是组成人体系统的基本元素，是机体生命的基本单位，也是组织动力学研究的基本对象。组织动力学认为，细胞是有生命的活体，其生命特征包括繁殖、新陈代谢、运动和死亡。

1. **细胞繁殖**　细胞繁殖是细胞生命的本质属性，是细胞群体生存的根本性条件。细胞分裂繁殖取决于细胞核。细胞分裂能力取决于超循环生命分子复合体自复制、自组织能力。人和高等动物的细胞分裂是直接分裂，早期、中期和晚期直接分裂的方式和效率明显不同。早期直接分裂，由一个细胞分裂形成众多子代细胞；中期直接分裂，由一个母细胞分裂产生数个子细胞；晚期直接分裂，是一个母细胞一般产生两个子细胞，多为隔膜型与横缢型直接分裂。

2. **细胞新陈代谢**　新陈代谢是细胞的又一本质属性。新陈代谢是细胞个体生存的根本性条件，是生命分子复合体超循环系统运转时需要物质、能量、信息交换的必然。为获得生存条件，细胞具有侵略性，可侵蚀或侵吞别的细胞或细胞残片，通常是低分化细胞侵蚀或侵吞高分化细胞。细胞又有感应性，细胞要获得营养物质、避开有害物质，必须感应这些物质的存在，还必须不断与外界进行信息交流。细胞还具有适应性，需要与环境进行稳定有序交换、互应、互动，包括细胞组分之间彼此合作与竞争、互应与互动。

3. **细胞运动**　运动也是动物细胞的本质特征。运动是与细胞繁殖和维持新陈代谢密切相关的细胞功能。细胞运动包括细胞生长性位移、被动运动和主动运动，伴随细胞分裂增殖，细胞位置发生改变，可谓细胞的生长性位移，是最普遍的细胞运动。血细胞随血流移动属被动运动，细胞趋化移动则为主动运动。细胞主动运动的主导者是细胞核，神经细胞运动更是如此。

4．细胞死亡　细胞死亡的一般定义是细胞解体，细胞生命停止。细胞死亡也是细胞的本质属性。细胞的自然死亡是超循环分子生命复合体生命原动力衰竭的结果。一般细胞死亡可分细胞衰亡和细胞夭亡两大类。细胞衰亡是演化成熟细胞自然衰老死亡；细胞夭亡是细胞接受机体内部死亡信息，未及演化成熟而早亡，或是在物理、化学及生物危害因子作用下导致的细胞早亡。

（二）细胞系

细胞系（cell line）是借用细胞培养中的一个术语，原指一类在体外培养中可以较长时间分裂传代的细胞。组织动力学中，细胞系是指特定干细胞及其无性繁殖所产生的后代细胞的总体。传统组织学也偶用此术语，如红细胞系、粒细胞系、淋巴细胞系等，但对组成大多数器官结构的细胞群体多用组织来描述。组织（tissue）原意为织物，意指构成机体的材料。习惯将组织定义为"细胞和细胞间质组成"，这一定义模糊了细胞的主体性。另有将组织定义为"一种或几种细胞集合体"，这又忽略了细胞群内细胞的时空次序，这样的组织实际缺乏组织性。传统组织概念传达的信息量很小，其概念效能随着机体结构的微观研究日益深入而逐渐降低。组织并非一个很完善的专业概念，首先，其没有明确的时空界定；其次，其内涵与外延都不严整；再者，其解理能力较弱。在细胞与器官两个实体结构系统层次之间，夹之以不具体的、系统性极弱的结构层次，显得明显不对称。僵化、静态的组织概念严重阻碍显微形态学研究的深入开展。而细胞系，是一个内涵较丰富、有较明确的时空四维界定的概念，所指的是有一定亲缘关系的细胞社会群体。一个细胞系就是一个细胞家族，是细胞社会的最基本组织形式。同一细胞系里的细胞，相互之间都有不同的时空及世代亲缘关系。

（三）结构

这里专指亚器官结构。结构是细胞系的存在形式与形成物，大致可分6类。

1. **细胞团和细胞索**　细胞系无性增殖产生的后代细胞群称为细胞克隆。细胞团和细胞索是细胞克隆的初级形成物。细胞团是细胞克隆在较自由空间的最基本存在形式，细胞索则是细胞克隆在横向空间受限时的存在形式。

2. **囊和管**　是细胞克隆的次级形成物。囊是细胞团中心细胞死亡的结果，管则是细胞索中心细胞死亡而形成的。中心细胞死亡是由机体发育程序决定的，而且是通过细胞自组织法则调控的结果，而且生存条件被剥夺也起重要作用。

3. **板和网** 是细胞团、细胞索形成的囊和管因其他细胞参与致细胞群体形态显著改变而成。细胞板相互连接成网，如肝板和犬肾上腺髓质。

4. **细胞束** 受牵拉应力作用，细胞呈长柱状、长梭形，细胞群形成梭形束状结构，如心肌束、骨骼肌束、平滑肌束等。

5. **腱、软骨和骨** 这些结构的细胞之间有大量间质成分。骨则是由骨细胞与固体间质构成的骨单位这种特殊结构组成的。

6. **脑和神经** 脑内神经细胞以其特有的突触连接方式及细胞间桥共同组成神经网，神经是神经细胞从中枢神经系统向靶器官迁移的通道。

（四）器官

器官是机体的一级组件，具有特定的形态、结构和功能。器官的大小、位置和结构模式由遗传决定，成体的器官组织场胚胎期已形成器官雏形。成体的器官也有组织场（organizing field）。成体器官组织场是居住细胞与微环境相互作用的结果，由物理因素、化学因素和生物因素组成。成体器官组织场承袭其各自的胚胎场而来。场效应主要表现为诱导干细胞演化形成特定细胞。成体的器官组织场，除保留雏形器官原有干细胞来源途径，还常增加另外的多种干细胞来源途径。在各种生理与病理条件下，机体能更经济地调动适宜的干细胞资源，以保证这些结构的完整性和正常功能。

（五）机体

机体是由不同器官组成的整体。其整体性不只在于中枢神经系统与内分泌系统指挥和调控下的功能统一性，还在于由干细胞的流通与配送实现的全身结构统一性。血源性干细胞借血流这种公交性渠道到达各器官，经双向选择成为该器官的干细胞；中枢神经系统通过外周神经这种专线运送干细胞直达各器官，为其提供大量干细胞；淋巴系统是干细胞回流的管道系统，逃逸、萃聚或出胞的裸核循淋巴管，经淋巴结逐级组织相容性检查并扩增后补充机体干细胞总库，或就近迁移并补充局部干细胞群。如此，机体才成为真正意义上的结构和功能统一的整体。

五、规划与憧憬

是否将所积累的资料与思考公开发表，我犹豫再三。每想到用如此普通、如此简单的研究方法要解决那么多具有挑战性的问题，得出如此众多颠覆性的结论，提出如此多的新概念与新观点，内心总觉唐突。几经踌躇，终在我父亲一生务实、创新精神的激励下，决心以"图说组织动力学"为丛书名陆续出版。这是因为我相信"事实是科学家的空气"这句箴言。我所提供的全部是亲自观察拍摄的真实图像，都是第一手的原始照片。对于不愿接受组织动力学理念的显微形态学研究者，一些资料可填补传统组织学中某些空缺的细节描述。要知道，其中一些图像被发现的概率极小，它们是通过大海捞针式的工作才被捕获到的！对于愿意探索组织动力学的读者，若能起到抛砖引玉的作用，引起更多学者注意和讨论，也算是我对从事过的专业所能尽的一点心意。

本书以模型动物组织动力学为参照，汇集人和多种哺乳动物的组织动力学资料，内容包括多种动物细胞动力学和各种器官、结构、组织的形成、维持、转化与衰亡等演化规律，但尽量以正常成人细胞、结构、器官层次的自组织过程为主，以医学应用为归宿。

图说是一种新文体，意思是以图说话。但本书不是普通的组织图谱，而是用一组图说明一段情节，相关情节组合在一起构成一个演化过程。图片所含信息量大，再辅以图片注解，形象易懂。图像显示结构层次多、形态复杂。为便于理解，本书采用多种符号标示观察目标：★表示结构；※表示细胞群或多核细胞等；不同方向的实箭头指示细胞、细胞器、层状或条索状结构及小腔隙等；虚箭头表示细胞迁移方向或细胞流方向；不同序号①、②、③……表示相关联的结构、细胞或结构层次等。

现有资料涉及全身各主要器官系统，但不是全部。血液和骨骼在组织学中已有初步的动力学研究，故暂不列入。因组织标本来源繁杂，染色质量不一，致使图像质量也良莠不齐。现择其图像较清晰，说明问题较系统、较充分的部分收编成册，首批包括《图说心脏组织动力学》《图说血管组织动力学》《图说内分泌系统组织动力学》《图说神经系统组织动力学》《图说耳和眼组织动力学》《图说消化系统组织动力学》《图说呼吸系统组织动力学》《图说泌尿系统组织动力学》《图说生殖系统组织动力学》《图说细胞动力学》，共计10卷。

　　组织动力学是一门新的学科，主要研究机体内细胞、组织之间的演化动力学过程。组织动力学沿用了不少传统组织学的概念、名词，但将组织动力学内容完全纳入从宏观到微观的还原分析路线而来的传统组织学的静态结构框架实为不妥，会造成内部逻辑混乱而不能自洽。因为传统组织学崇尚的是概念明晰（其实很难做到），而组织动力学要处理的多为模糊对象。从逻辑上讲，组织动力学与从微观到宏观的人体发生学关系密切，组织动力学可以看作胚胎学各论的延伸。这种思想在我们编著的《人体组织学》（2002年郑州大学出版社出版）中已有提及。该书中增加了不少研究组织动力学的内容，但仍被误当作描述人体构造材料学的普通组织学。因此，将研究人体结构系统维生期的组织动力学过程的学科独立出来是顺理成章的。这也为容纳更多对人体结构的系统学研究内容留有更大空间，为人体结构数字化开辟道路。从这个意义上讲，人体组织学刚从潜科学转为显科学，是一个襁褓中的婴儿，又如一个蕴藏丰富的矿藏尚待开发。可见，认为组织学已经衰退、已无可作为的悲观看法，若是针对传统组织学而言是可以理解的，而对于组织动力学来说则是杞人忧天。组织动力学研究，不但有利于科学人体观的建立，而且必将对原有临床病理和治疗理论基础带来巨大冲击，并迎来临床基础研究的新高潮。传统组织学曾经在探究人体结构奥秘的过程中取得辉煌成就，许多成果已载入生物医学发展史册，至今仍普惠于人类。目前，在学习人体结构的初级阶段，传统组织学仍有一定的认识功能。但传统组织学名实不符，宜正名为显微解剖学，将其纳入人体解剖学更为合理。

建立组织动力学这一新的学科是一项宏大的工程，是需要千百万人的积极参与才能完成的艰巨任务，困难是不言而喻的。首先，图到用时方恨少，一动手编写，才发现现有资料并不十分完备。若全部按组织动力学要求重新制作并观察不同种属、不同品系、不同个体所有器官有代表性部位的连续切片，其工作量十分浩大，绝非少数人之力所能完成。现有组织学标本重复性较高，要寻找所预期的有价值的观察目标十分困难。而且所求索图像的意义越大，遇到的概率越小。这种资料搜集是一种永无止境的工作。其次，缺少讨论群体，有价值的学术思想往往是在激烈争论中产生并成熟的。组织动力学涉及医学生物学许多重大问题，又有许多新思想、新概念，正需要医学形态学广大师生与科研工作者、系统科学家、生物学家、细胞生物学家、生理学家及相关临床专家的共同参与、争论和批评，才能逐步明晰与完善。

在等待本书出版期间，显微形态学领域又取得了许多重要科研成果。干细胞研究更加深入，成体器官多发现有各自的干细胞，干细胞概念就是组织动力学的基石。特别是最近又发现许多器官干细胞巢和侧群细胞，更巩固了组织动力学的基础，因为组织动力学就是研究干细胞到成熟实质细胞的演化过程。成体器官干细胞与干细胞巢的证实有力地推动了组织动力学研究，组织动力学已经走上不可逆转的发展道路。相信组织动力学研究热潮不久就会到来，一门更成熟、更丰富、更严谨的组织动力学必将出现。

作者自知学识粗浅，勉力而成，书中谬误与疏漏在所难免，恳请广大读者不吝批评指教。

史学义

2013年12月于河南郑州

前言

　　生殖工程的发展有力带动卵巢干细胞和生精干细胞的研究，也推动着男女生殖系统组织动力学研究。人们虽对睾丸微细结构已有较深入的认识，但通过睾丸组织动力学研究还是有不少对现有观念严重挑战的发现。首先发现生精细胞分裂主要是直接分裂；其次，各种生精细胞均可产生精子；再者，支持细胞是最基本的生精细胞，可以分裂产生各种生精细胞，包括精子。生精细胞所处微环境极其严酷，大多数细胞处于垂死状态，精子就是垂死状态的生精细胞通过生物大分子自组织过程形成的可短暂生存的逃亡细胞生命形式。附睾的组织动力学研究发现附睾管内精子大多源自附睾管上皮细胞。卵巢表面上皮原称为生殖上皮是名副其实的，其上皮细胞下陷激变可成为卵细胞，卵细胞通过招募效应形成卵泡，上皮下陷形成的泡状结构所包围的细胞激变成为卵细胞，这可能是卵泡形成的另一条途径。下陷的上皮细胞也可演化成为卵巢基质细胞，既可应招参与构成卵泡，又可演化成为膜黄体细胞及粒黄体细胞。子宫是肌性器官，子宫肌细胞演化形成子宫腺细胞，而子宫肌细胞则由肌层内神经束细胞演化而来。这些初步发现多涉及细胞生命的基本问题，本卷发表只期抛砖引玉，引起学界关注，希望更多学人参与这些命题的证实或证伪，以促进有关研究的繁荣与进步。

　　本书得以完成首先感谢我的导师吴景兰教授，是吴老师引导我进入组织学与胚胎学这一有很大发展空间的学术领域。感谢付士显教授帮我突破理论与实践之间的屏障，使我走上从对组织学标本的实际观察中研究组织学的道路。感谢原河南医科大学党委书记宗安民教授对组织动力学研究的关注和热情帮助。感谢丁一教授对组织动力学研究所做的大量实际工作和合理建议。感谢任知春、阎爱华高级实验师对有关实验研究的参与和帮助。感谢张娓、王一菱、乐晓萍高级实验师提供丰富的观察标本。感谢柴玉荣老师参与本卷部分资料整理工作。感谢我的爱人张清莲女士和子女们对此书的关注与全力支持。

　　本书得以出版有赖国家出版基金的资助，感谢国家新闻出版广电总局有关领导与专家、郑州大学和郑州大学出版社有关领导的关注与支持。感谢郑州大学出版社有关复审、终审、编辑和校对工作者的辛勤工作。特别感谢郑州大学出版社杨秦予副总编辑对此创新项目的选定、策划和组织方面所做的艰苦努力及其在全书出版的各项工作中付出的辛勤而精细的劳作。

作者
2013年12月于河南郑州

目录

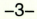

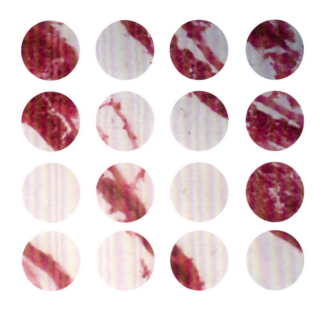

第一章
雄性生殖系统组织动力学

本章着重描述睾丸和附睾的组织动力学过程。

第一节　睾丸组织动力学

一、兔睾丸组织动力学

（一）生精小管结构动力学

生精小管发源于睾丸网，其结构动力学过程大致可显示为睾丸网管、直精小管和曲精小管3个阶段。

1. 睾丸网管　睾丸网管可直接向下延伸形成直精小管（图1-1、图1-2），也可向下延伸发出粗细不等的细胞条索，通过中空形成直精小管（图1-3、图1-4）。

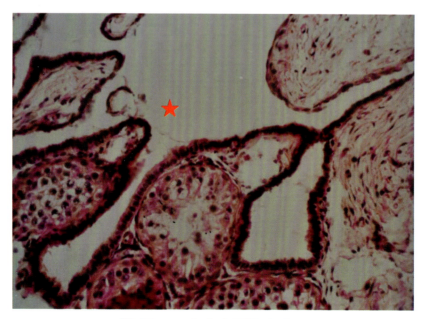

■ **图1-1　兔睾丸网管（1）**

苏木素-伊红染色　×100

★示睾丸网管腔。

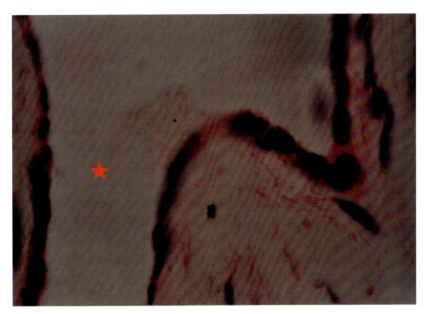

■ 图1-2　兔睾丸网管（2）
苏木素–伊红染色　×400
★示睾丸网管向下延伸。

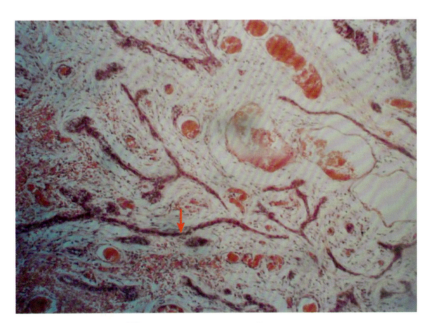

■ 图1-3　兔睾丸网管（3）
苏木素–伊红染色　×50
↓示睾丸网源干细胞条索。

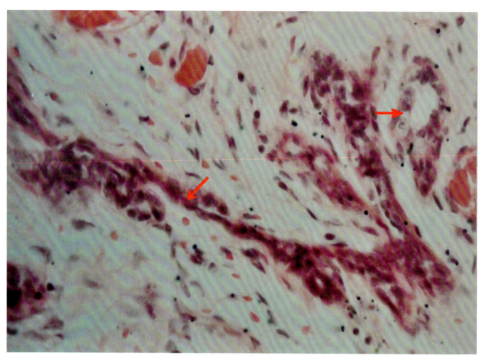

■ 图1-4　兔睾丸网管（4）

苏木素-伊红染色　×200

✎ 示睾丸网源干细胞条索。➡ 示干细胞条索中空成管。

　　2. **直精小管**　直精小管最初只是单层柱状上皮性细管（图1-5、图1-6），之后局部管壁细胞增生为多层（图1-7、图1-8），进而波及整个管壁均成多层（图1-9）。

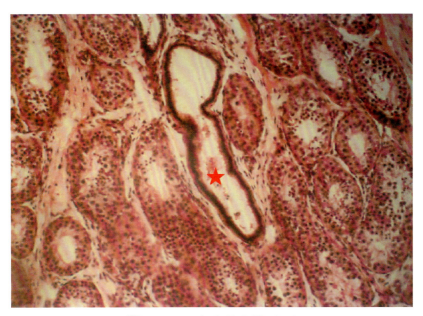

■ 图1-5 兔直精小管（1）

苏木素–伊红染色 ×100

★示睾丸小叶内的直精小管。

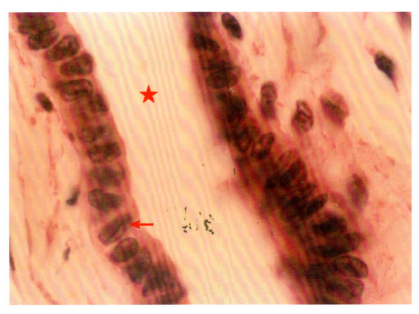

■ 图1-6 兔直精小管（2）

苏木素–伊红染色 ×400

★示直精小管。 ← 示直精小管细胞纵隔式直接分裂。

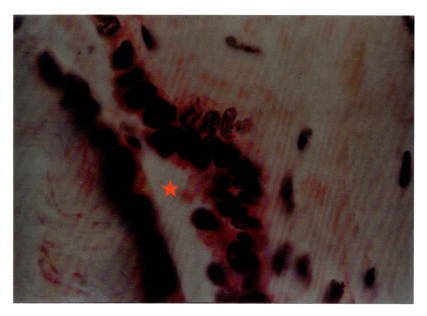

■ 图1-7　兔直精小管（3）

苏木素-伊红染色　×400

★ 示直精小管及其局部细胞增殖为多层。

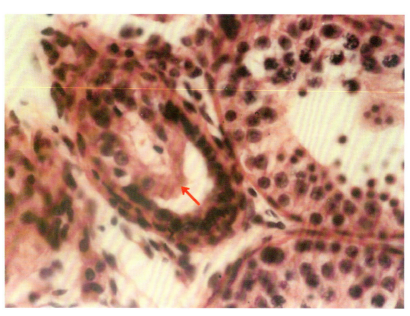

■ 图1-8　兔直精小管（4）

苏木素-伊红染色　×400

↖ 示睾丸小叶内的直精小管壁局部增生。

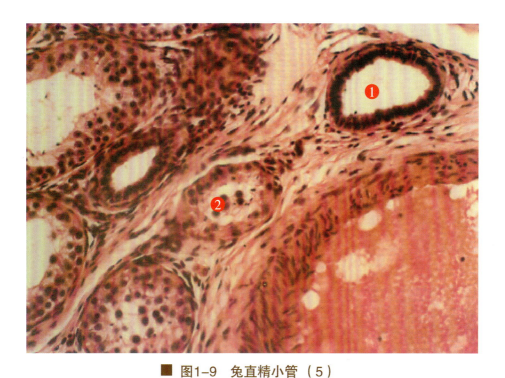

■ 图1-9　兔直精小管（5）

苏木素-伊红染色　×100

❶示睾丸小叶隔内单层细胞直精小管；❷示睾丸小叶隔内多层
细胞直精小管。

3. 曲精小管　曲精小管经历曲精小管形成、曲精小管演化和曲精小
管衰亡过程。

（1）曲精小管形成　成生精细胞急剧增生形成实心细胞条索，周围
细胞形成结缔组织样间质套层（图1-10、图1-11）。

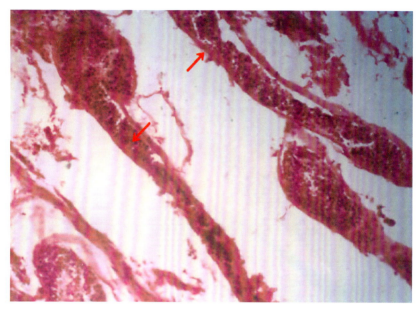

■ **图1-10 兔曲精小管形成（1）**

苏木素-伊红染色 ×50

↙ 示成生精细胞条索。 ↗ 示结缔组织样间质套层。

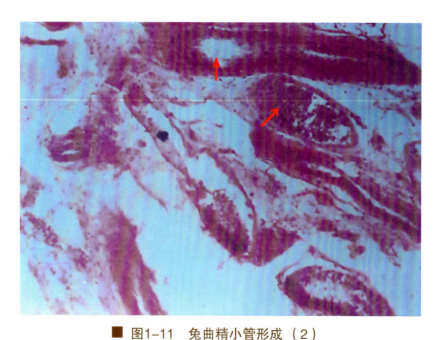

■ **图1-11 兔曲精小管形成（2）**

苏木素-伊红染色 ×50

↗ 示成生精细胞条索。↑示成生精细胞条索中空，形成曲精小管。

（2）曲精小管演化　生精细胞条索随着中轴细胞死亡而形成空腔，且腔壁细胞逐层演化，进而成为曲精小管（图1-12～图1-14）。

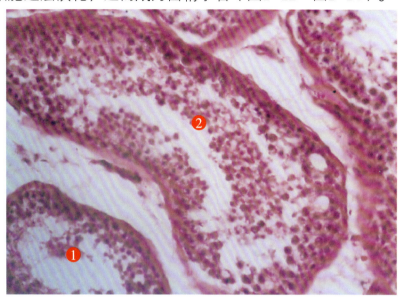

■ **图1-12　兔曲精小管演化（1）**

苏木素-伊红染色　×100

❶示上皮演化程度较低的曲精小管；❷示上皮演化程度较高的曲精小管，高演化层细胞剥脱。

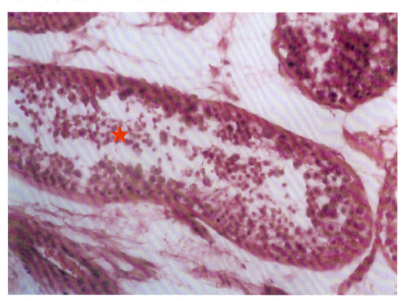

■ **图1-13　兔曲精小管演化（2）**

苏木素-伊红染色　×100

★示上皮细胞演化程度较高的曲精小管，高演化层细胞剥脱。

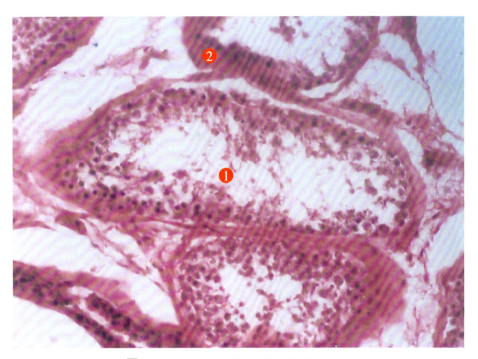

■ **图1-14 兔曲精小管演化（3）**

苏木素-伊红染色 ×100

❶和❷示上皮演化程度较高的曲精小管，高演化层细胞剥脱。

（3）曲精小管衰亡 实心生精细胞条索也可未经中空即与间质套层脱离（图1-15、图1-16），细胞索细胞萎缩成团，以致消失，只留下间质套层（图1-17）；而曲精小管演化中的生精上皮上层细胞逐渐剥脱（图1-18、图1-19），最后也只剩下间质套层（图1-20）。

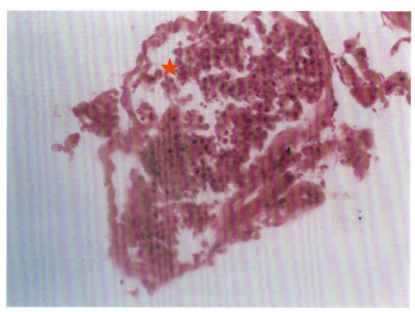

■ 图1-15　兔曲精小管衰亡（1）

苏木素-伊红染色　×100

★示曲精小管生精细胞柱与间质套层脱离。

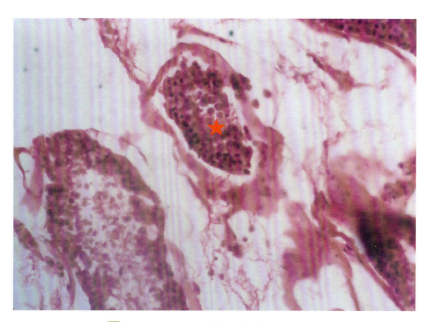

■ 图1-16　兔曲精小管衰亡（2）

苏木素-伊红染色　×100

★示曲精小管生精细胞柱与间质套层脱离。

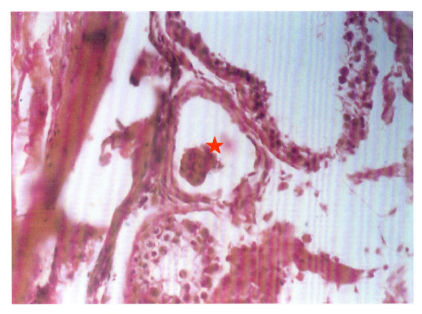

■ **图1-17 兔曲精小管衰亡（3）**

苏木素-伊红染色 ×100

★示生精细胞柱与间质套层脱离，进一步萎缩。

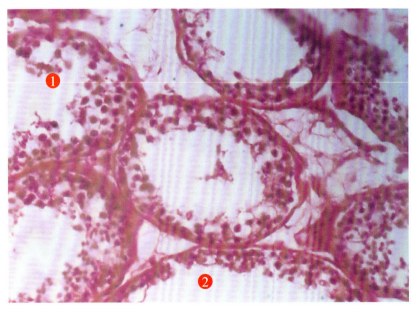

■ **图1-18 兔曲精小管衰亡（4）**

苏木素-伊红染色 ×100

❶和❷示程度不同的衰退曲精小管，高演化层细胞剥脱明显。

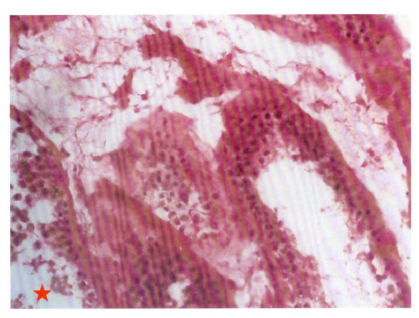

■ 图1-19　兔曲精小管衰亡（5）

苏木素-伊红染色　×100

★示上皮层细胞严重剥脱的衰退曲精小管。

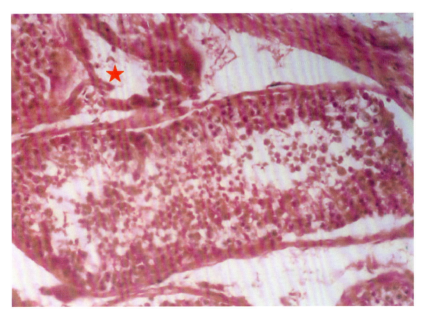

■ 图1-20　兔曲精小管衰亡（6）

苏木素-伊红染色　×100

★示生精上皮演化剥脱殆尽，只剩塌瘪的间质套层。

（二）生精上皮组织动力学

1．生精细胞演化与生精细胞组合模式　生精细胞演化不同步，而且演化过程中有细胞死亡，故造成生精上皮显示复杂的细胞组合模式，大致可分为全序演化组合模式、短序演化组合模式和反序演化组合模式。

（1）生精细胞全序演化组合模式　生精上皮显示精原细胞–初级精母细胞–次级精母细胞–精子细胞–精子的从基底到顶层全部演化序列（图1-21、图1-22），初级精母细胞、次级精母细胞及精子细胞常有核固缩、核溃污等，仍归为全序演化组合模式（图1-23～图1-26）。

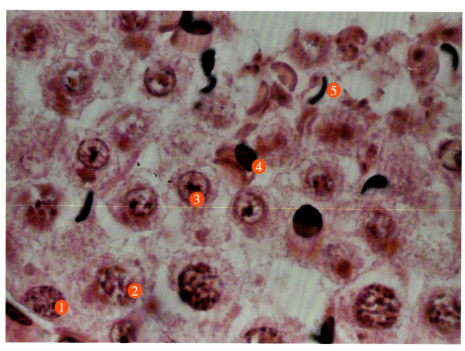

■ 图1-21　兔生精细胞全序演化组合模式（1）

苏木素–伊红染色　×400

❶示精原细胞；❷示初级精母细胞；❸示次级精母细胞；❹示精子细胞；❺示精子。

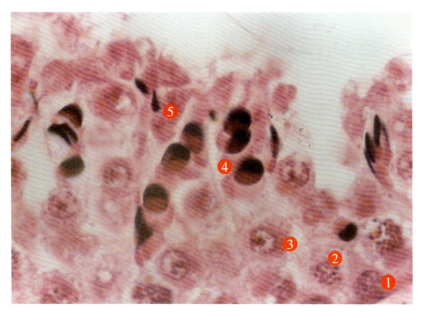

■ 图1-22 兔生精细胞全序演化组合模式（2）

苏木素-伊红染色 ×400

❶示精原细胞；❷示少数初级精母细胞核粗粒化；❸示次级精母细胞；❹示精子细胞；❺示精子。

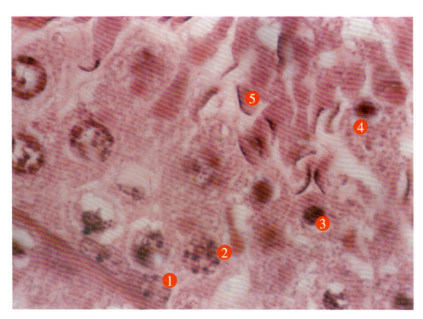

■ 图1-23 兔生精细胞全序演化组合模式（3）

苏木素-伊红染色 ×400

❶示精原细胞；❷示多个初级精母细胞核粗粒化；❸示次级精母细胞核固缩或核渍污；❹示精子细胞核渍污；❺示精子。

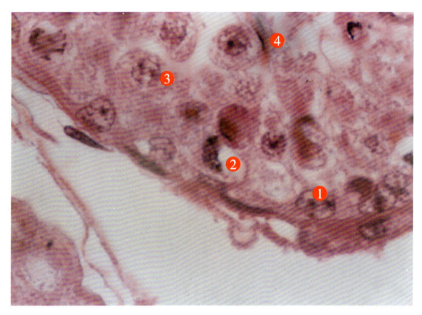

■ 图1-24　兔生精细胞全序演化组合模式（4）

苏木素-伊红染色　×400

❶示精原细胞；❷示多个初级精母细胞核残破；❸示次级精母细胞核固缩或核溃污；❹示精子。

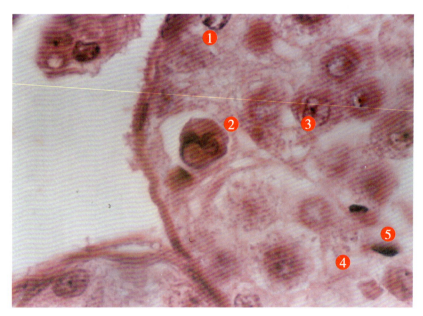

■ 图1-25　兔生精细胞全序演化组合模式（5）

苏木素-伊红染色　×400

❶示精原细胞稀少；❷示初级精母细胞衰亡；❸示多数次级精母细胞衰亡；❹示精子细胞衰亡；❺示精子。

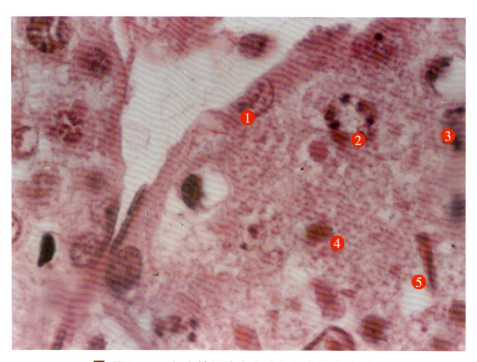

■ 图1-26　兔生精细胞全序演化组合模式（6）

苏木素-伊红染色　×400

❶示精原细胞稀少；❷示初级精母细胞衰亡；❸示次级精母细
胞衰亡；❹示精子细胞衰亡；❺示精子。

（2）生精细胞短序演化组合模式　生精上皮未能完成全部演化
序列，可能是上层提前剥脱（图1-27），也可能是有待继续演化（图
1-28～图1-30），或者是演化过程顿挫，而不能完成更上层细胞的演化
（图1-31～图1-34）。

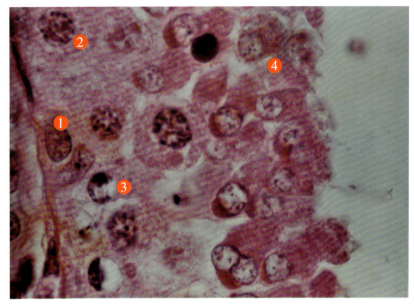

■ 图1-27　兔生精细胞短序演化组合模式（1）
苏木素-伊红染色　×400

❶示精原细胞；❷示初级精母细胞核粗粒化；❸示次级精母细胞核残破；❹示精子细胞核淡染。

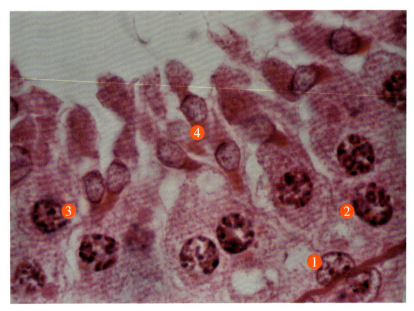

■ 图1-28　兔生精细胞短序演化组合模式（2）
苏木素-伊红染色　×400

❶示精原细胞更稀少；❷示初级精母细胞衰亡；❸示多数次级精母细胞衰亡；❹示精子细胞核淡染。

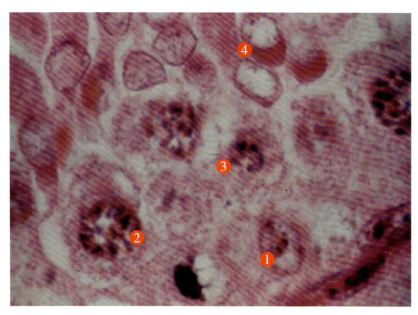

■ 图1-29　兔生精细胞短序演化组合模式（3）

苏木素-伊红染色　×400

❶示多个精原细胞核残破；❷示初级精母细胞核粗粒化；❸示
次级精母细胞衰亡；❹示精子细胞核淡染。

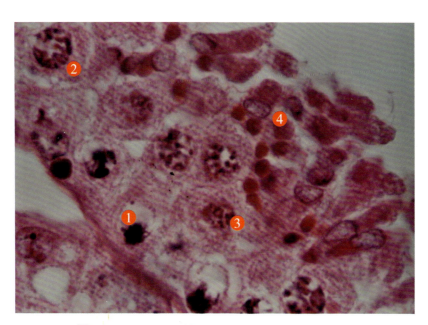

■ 图1-30　兔生精细胞短序演化组合模式（4）

苏木素-伊红染色　×400

❶示多数精原细胞核残破；❷示初级精母细胞核粗粒化；❸
示次级精母细胞衰亡；❹示精子细胞核淡染或嗜酸化。

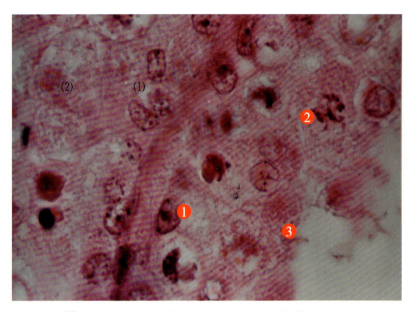

■ 图1-31　兔生精细胞短序演化组合模式（5）

苏木素-伊红染色　×400

　　左：(1)示精原细胞核普遍由暗转明；(2)示初级精母细胞及其以上层次生精细胞衰亡。右：❶示精原细胞稀少；❷示初级精母细胞衰亡；❸示次级精母细胞衰亡。

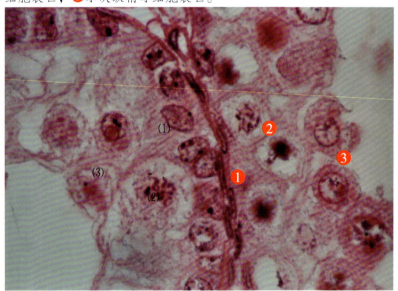

■ 图1-32　兔生精细胞短序演化组合模式（6）

苏木素-伊红染色　×400

　　左：(1)示精原细胞核普遍由暗转明；(2)示初级精母细胞衰亡；(3)示次级精母细胞衰亡。右：❶示精原细胞衰亡；❷示初级精母细胞衰亡；❸示次级精母细胞衰退，核包含物明显。

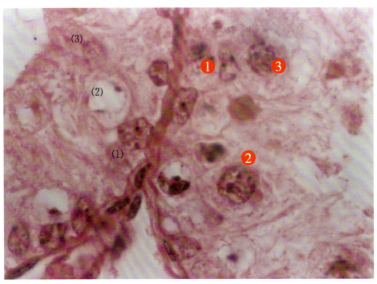

■ **图1-33 兔生精细胞短序演化组合模式（7）**

苏木素-伊红染色 ×400

左：(1)示精原细胞核普遍由暗转明，少数衰亡；(2)示初级精母细胞衰亡；(3)示次级精母细胞核脱色。右：❶示多数精原细胞衰亡；❷示初级精母细胞核粗粒化；❸示次级精母细胞衰亡。

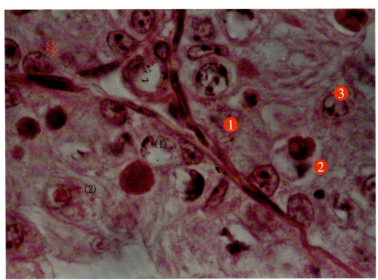

■ **图1-34 兔生精细胞短序演化组合模式（8）**

苏木素-伊红染色 ×400

左上：※示精原细胞核普遍由暗转明，少数衰亡。右上：❶示多个精原细胞衰亡；❷示初级精母细胞核粗粒化；❸示次级精母细胞衰亡。下：(1)示多数精原细胞衰亡；(2)示初级精母细胞及其以上层次生精细胞衰亡。

　　（3）生精细胞反序演化组合模式　　生精细胞上皮中，精子发生一般
见于生精上皮上层（图1-35），但有时生精上皮底部也可见精子和精子细
胞（图1-36～图1-39），称为生精细胞的反序演化组合模式，反映了精
子发生过程的复杂多样性。

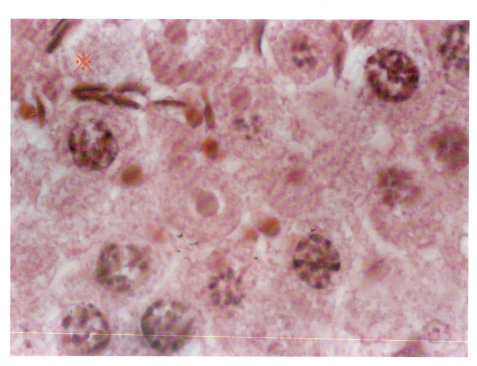

■ 图1-35　兔精子发生

苏木素-伊红染色　×400

※示精子多集聚于生精上皮上层。

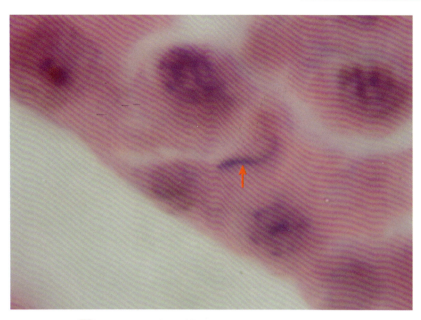

■ 图1-36　兔生精细胞反序演化组合模式（1）

苏木素-伊红染色　×1 000

↑示见于生精上皮底层的兔精子。

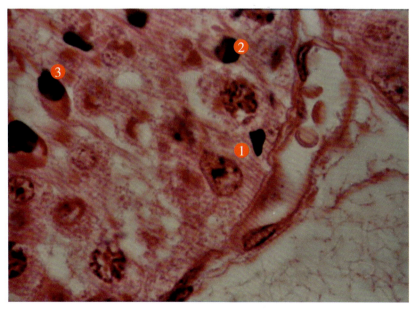

■ 图1-37　兔生精细胞反序演化组合模式（2）

苏木素-伊红染色　×400

❶示生精上皮底部的精子细胞；❷示近基部精子细胞；❸示中上层精子细胞。

23

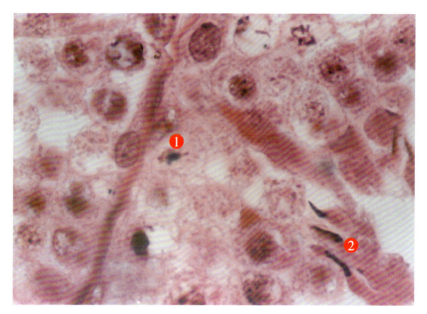

■ 图1-38　兔生精细胞反序演化组合模式（3）

苏木素-伊红染色　×400

❶示精原细胞及其产生的精子；❷示顶层精子。

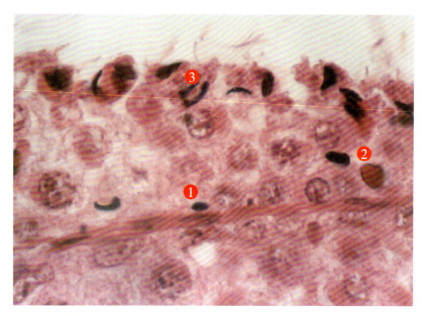

■ 图1-39　兔生精细胞反序演化组合模式（4）

苏木素-伊红染色　×400

❶示基部精子细胞；❷示近基部精子细胞；❸示生精上皮顶层
精子。

2. 生精上皮细胞演化　生精上皮包括支持细胞和生精细胞，实际上支持细胞是更重要的生精细胞。

（1）支持细胞演化　支持细胞直接分裂可产生支持细胞（图1-40）、精原细胞（图1-41）、初级精母细胞（图1-42）和精子（图1-43~图1-46）。

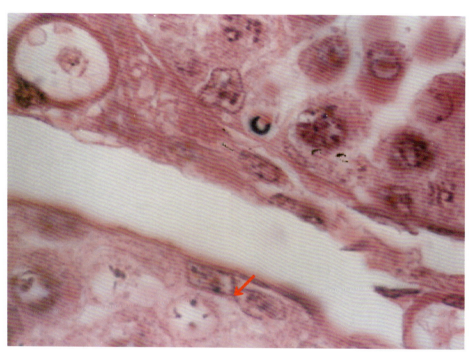

■ 图1-40　兔支持细胞分裂
苏木素-伊红染色　×400
↙ 示支持细胞直接分裂产生的支持细胞。

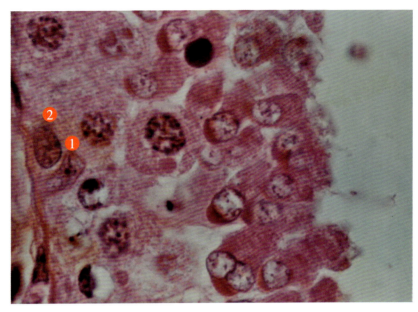

■ 图1-41　兔支持细胞产生精原细胞

苏木素-伊红染色　×400

❶示支持细胞；❷示精原细胞。

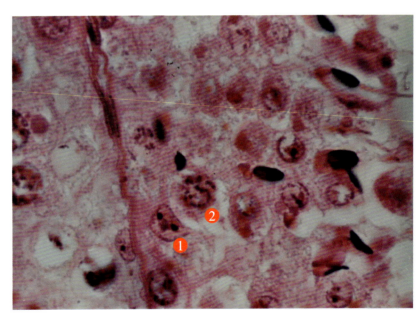

■ 图1-42　兔支持细胞产生初级精母细胞

苏木素-伊红染色　×400

❶示支持细胞；❷示初级精母细胞。

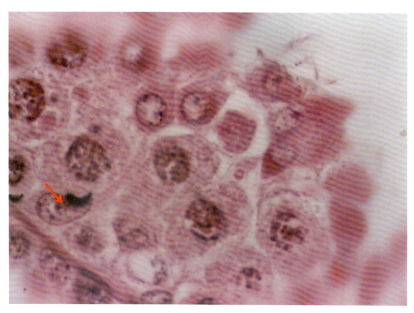

■ 图1-43　兔支持细胞产生精子（1）
苏木素-伊红染色　×400
↘ 支持细胞及其产生的精子核。

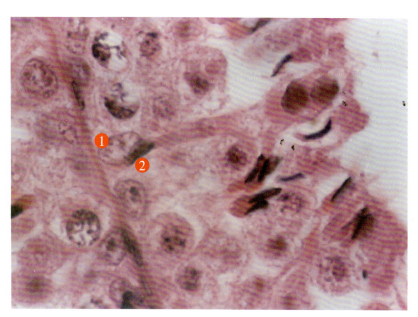

■ 图1-44　兔支持细胞产生精子（2）
苏木素-伊红染色　×400
❶示支持细胞；❷示支持细胞产生的精子核。

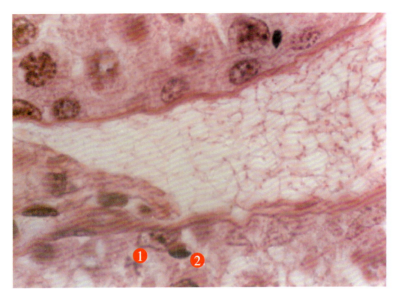

■ 图1-45　兔支持细胞产生精子（3）

苏木素-伊红染色　×400

❶示支持细胞；❷示精子。

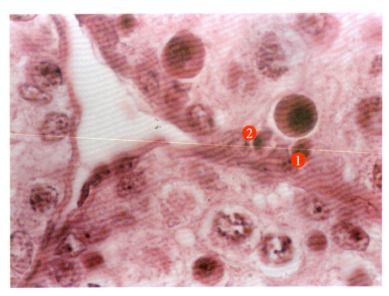

■ 图1-46　兔支持细胞产生精子（4）

苏木素-伊红染色　×400

❶示支持细胞脱颖式分裂；❷示支持细胞及其脱颖式分裂产生的精子细胞。

（2）精原细胞演化　精原细胞可直接分裂产生精原细胞（图1-47、图1-48），精原细胞也可直接产生精子（图1-49、图1-50）。

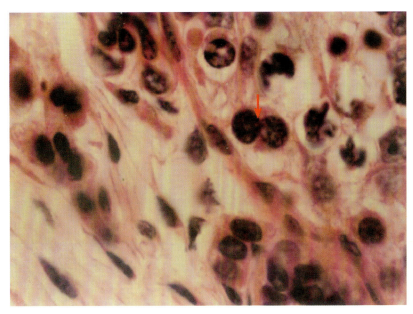

■ 图1-47　兔精原细胞直接分裂 （1）

苏木素-伊红染色　×400

↓ 示精原细胞直接分裂。

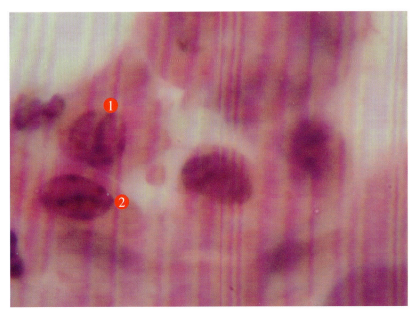

■ 图1-48　兔精原细胞直接分裂 （2）

苏木素-伊红染色　×1 000

❶示精原细胞横隔式直接分裂中期；❷示精原细胞纵隔式直接
分裂早期。

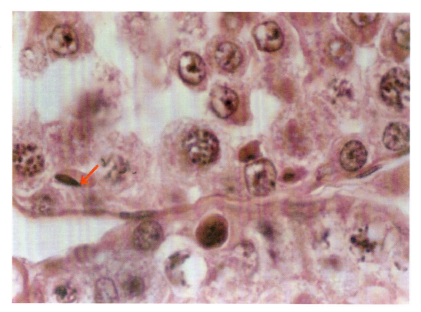

■ 图1-49 兔精原细胞产生精子（1）

苏木素-伊红染色 ×400

示精原细胞产生的精子细胞。

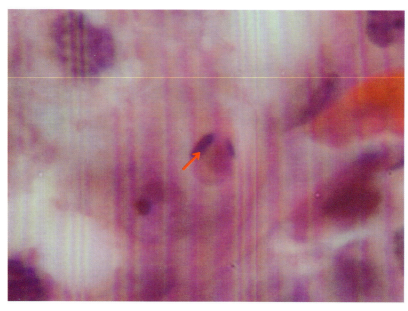

■ 图1-50 兔精原细胞产生精子（2）

苏木素-伊红染色 ×1 000

示精原细胞核染色质集聚形成精子核。

（3）初级精母细胞演化　常见的是初级精母细胞的濒危分裂可见染色体形成（图1-51、图1-52），甚至可出现类似纺锤体（图1-53）。但大多断裂成粗颗粒（图1-54~图1-56），染色颗粒离散即进入有丝分裂灾难（图1-57），这种濒危分裂实为垂死分裂，垂死细胞核变化有时不均衡，部分核溶解，部分染色质浓缩（图1-58、图1-59），偶尔可聚集到核边缘成为精子细胞核（图1-60），初级精母细胞也可直接产生精子（图1-61、图1-62）。

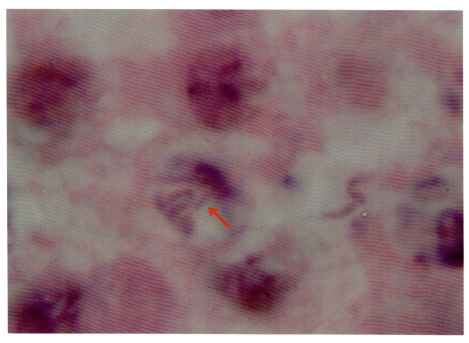

■ 图1-51　兔初级精母细胞垂死分裂（1）

苏木素-伊红染色　×1 000

示垂死分裂初级精母细胞染色体形成。

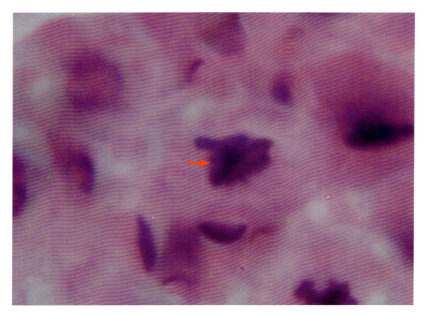

■ 图1-52 兔初级精母细胞垂死分裂（2）

苏木素-伊红染色 ×1 000

→ 示垂死分裂初级精母细胞染色体形成。

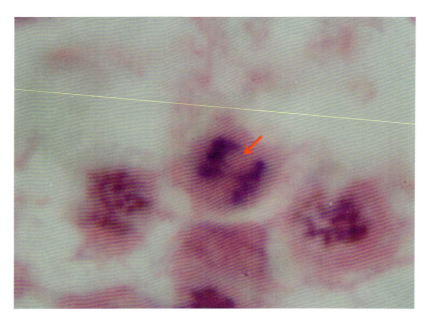

■ 图1-53 兔初级精母细胞垂死分裂（3）

苏木素-伊红染色 ×1 000

↙ 示垂死分裂初级精母细胞出现纺锤体。

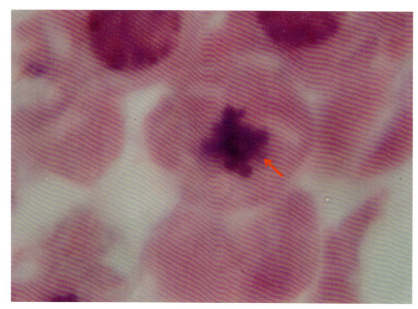

■ 图1-54　兔初级精母细胞垂死分裂（4）
苏木素-伊红染色　×1 000
↑示染色体断裂成粗颗粒，呈现"有丝分裂灾难"。

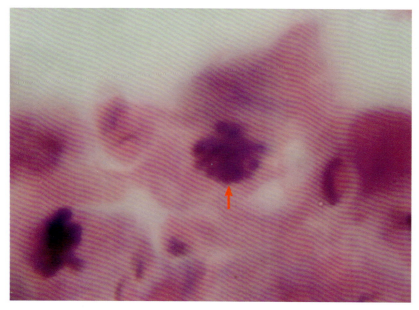

■ 图1-55　兔初级精母细胞垂死分裂（5）
苏木素-伊红染色　×1 000
↑示染色体断裂成粗颗粒，呈现"有丝分裂灾难"。

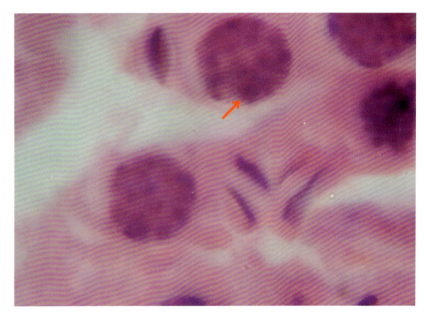

■ 图1-56　兔初级精母细胞垂死分裂（6）

苏木素-伊红染色　×1 000

示染色体粗颗粒膨大、溶解，呈现"有丝分裂灾难"。

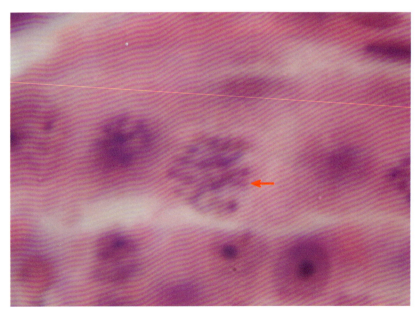

■ 图1-57　兔初级精母细胞垂死分裂（7）

苏木素-伊红染色　×1 000

示染色体粗颗粒分散，呈现"有丝分裂灾难"。

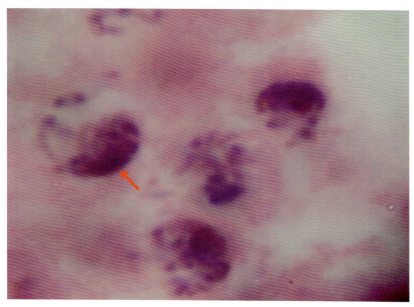

■ 图1-58 兔初级精母细胞垂死分裂（8）

苏木素–伊红染色 ×1 000

示初级精母细胞核垂死变化不均衡，部分核溶解，部分核集聚。

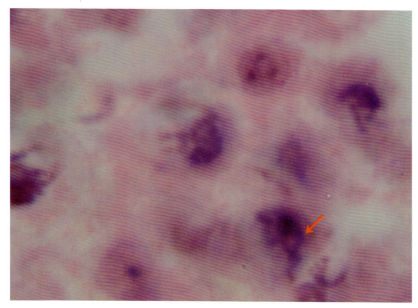

■ 图1-59 兔初级精母细胞垂死分裂（9）

苏木素–伊红染色 ×1 000

示初级精母细胞核垂死变化不均衡，部分核溶解，部分核集聚。

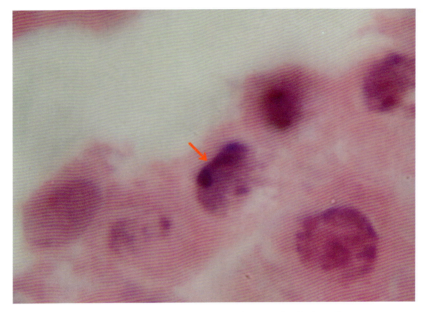

■ 图1-60　兔初级精母细胞垂死分裂（10）

苏木素–伊红染色　×1 000

示初级精母细胞部分核质集聚形成精子核。

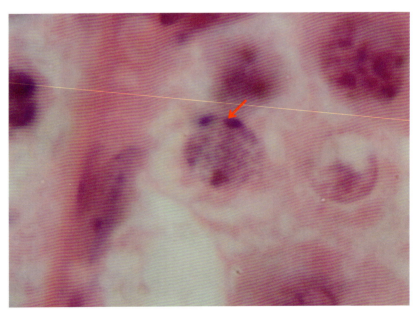

■ 图1-61　兔初级精母细胞产生精子（1）

苏木素–伊红染色　×1 000

示初级精母细胞核染色质集聚于核边缘形成精子核。

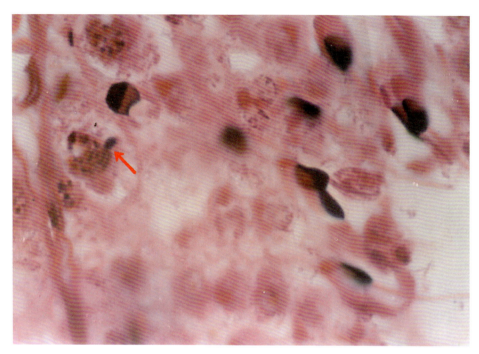

■ 图1-62　兔初级精母细胞产生精子（2）
苏木素-伊红染色　×1 000
↗ 示初级精母细胞产生的精子。

（4）次级精母细胞演化　次级精母细胞可直接分裂（图1-63），其细胞核边缘也可见浓聚的精子核（图1-64），也可直接产生精子（图1-65、图1-66）。

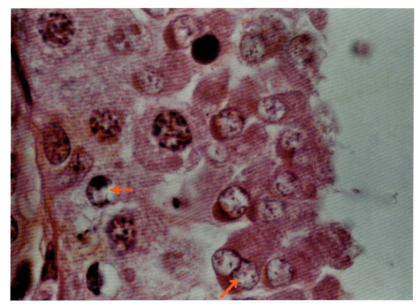

■ 图1-63 兔次级精母细胞无丝分裂

苏木素–伊红染色 ×400

↗ 示次级精母细胞横隔式直接分裂。 ← 示次级精母细胞劈裂。

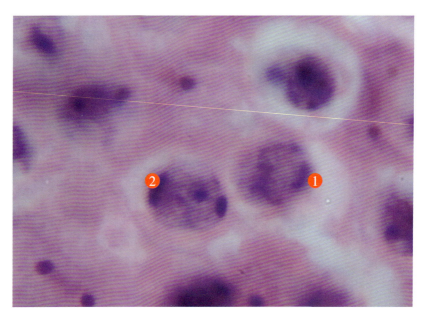

■ 图1-64 兔次级精母细胞产生精子（1）

苏木素–伊红染色 ×1 000

❶和❷示次级精母细胞核染色质集聚于核边缘而形成精子核。

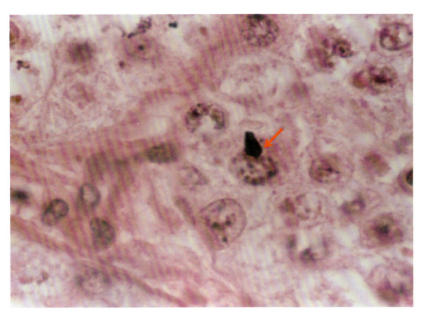

■ 图1-65 兔次级精母细胞产生精子（2）
苏木素-伊红染色 ×400
示精子细胞核逸出初级精母细胞。

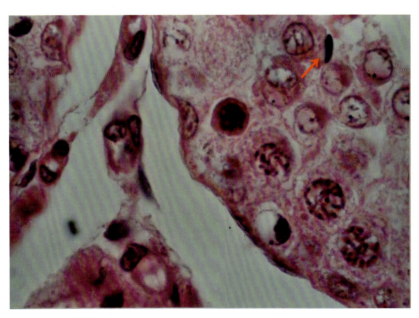

■ 图1-66 兔次级精母细胞产生精子（3）
苏木素-伊红染色 ×400
示次级精母细胞不对称分裂产生精子。

（5）精子形态发生　兔精子形态发生包括精子逃逸和精子核月牙两种形式。

1）精子逃逸　精子可丢弃精子细胞质而逃逸（图1-67～图1-69）。

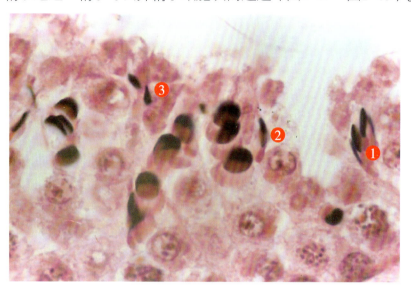

■ 图1-67　兔精子逃逸（1）

苏木素-伊红染色　×400

❶、❷和❸示精子逃逸。

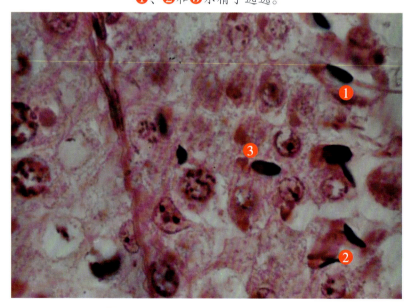

■ 图1-68　兔精子逃逸（2）

苏木素-伊红染色　×400

❶、❷和❸示精子逃逸。

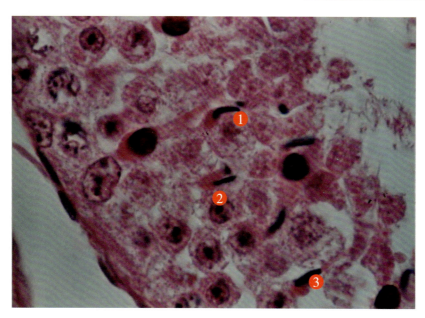

■ 图1-69　兔精子逃逸（3）

苏木素-伊红染色　×400

❶、❷和❸示生精上皮较深层的精子逃逸。

2）精子核月牙　精子细胞染色质逐渐聚集到核边缘而形成月牙状精子核（图1-70~图1-75），由此形成的兔精子头呈弯曲形。

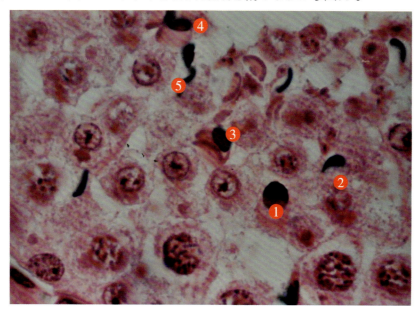

■ 图1-70　兔精子核月牙（1）

苏木素-伊红染色　×400

❶、❷、❸、❹和❺示兔精子核月牙。

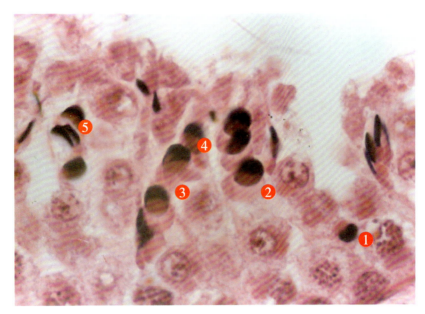

■ 图1-71 兔精子核月牙（2）

苏木素-伊红染色　×400

❶、❷、❸、❹和❺示兔精子核月牙。

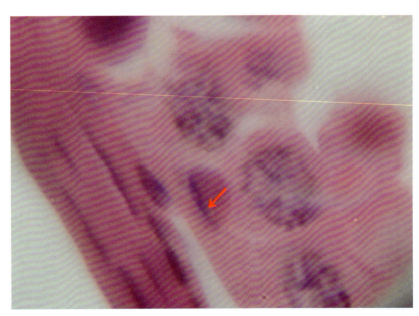

■ 图1-72 兔精子核月牙（3）

苏木素-伊红染色　×1 000

↙示精子核物质聚集于一侧边缘，形似月牙。

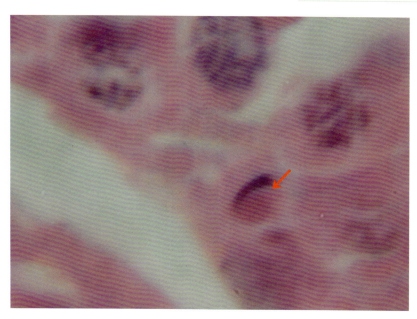

■ 图1-73 兔精子核月牙（4）

苏木素-伊红染色 ×1 000

↙ 示精子核月牙与核残余体分离。

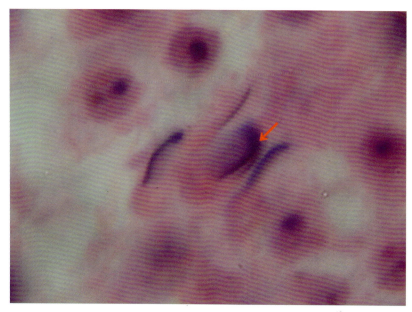

■ 图1-74 兔精子核月牙（5）

苏木素-伊红染色 ×1 000

↙ 示精子核物质向一侧边缘聚集，形似月牙。

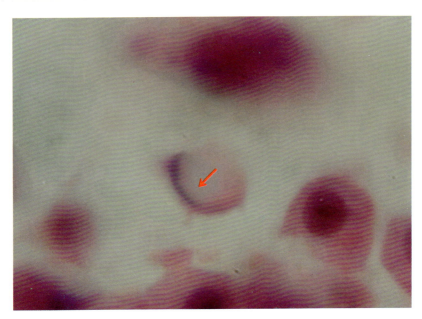

■ **图1-75 兔精子核月牙（6）**
苏木素-伊红染色 ×1 000
↙ 示核残余体溶解，留下精子核月牙。

（三）生精细胞演化来源

生精细胞可由间质源干细胞、被膜源干细胞和血管源干细胞演化而来。

1．间质源干细胞-生精细胞演化 曲精小管间质套层厚薄不一，相邻曲精小管之间有多少不等的睾丸间质（图1-76、图1-77），相邻曲精小管间质套层可融合成由厚到薄的共有间质隔膜（图1-78～图1-80），共有间质隔膜内存在间质干细胞（图1-81），可经钝圆化向不同方向演化形成成生精细胞（图1-82）。随着间质源干细胞演化、消耗，共有间质隔膜逐渐变薄（图1-83），隔膜内细胞减少（图1-84、图1-85），以至断裂、消失，隔膜细胞生精细胞化（图1-86），相邻曲精小管相互融合。在隔膜交汇处，可见更多间质源干细胞经钝圆化演化成为成生精细胞（图1-87、图1-88）。交汇处隔膜也见因间质源干细胞不断消耗而变稀薄（图1-89～图1-91）。

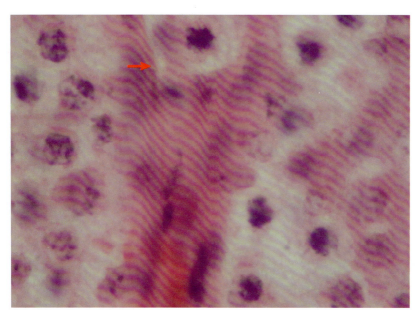

■ 图1-76　兔曲精小管间隔（1）
苏木素-伊红染色　×400
→ 示相邻两个曲精小管间质的套层融合段。

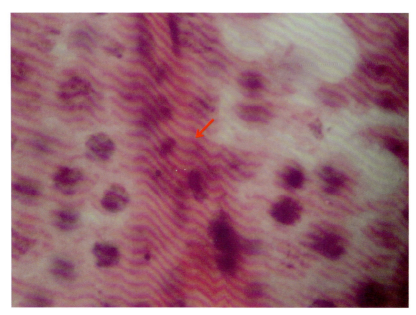

■ 图1-77　兔曲精小管间隔（2）
苏木素-伊红染色　×400
↙ 示相邻曲精小管各有极薄的间质套层。

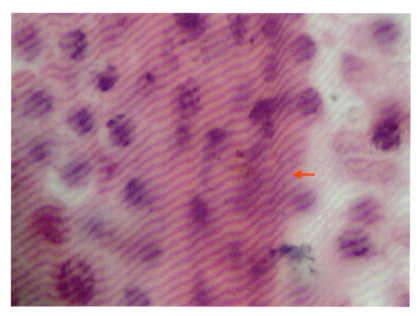

■ 图1-78 兔曲精小管间隔（3）

苏木素-伊红染色 ×400

← 示相邻曲精小管共有的较厚间隔。

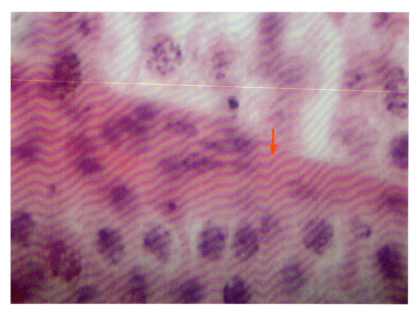

■ 图1-79 兔曲精小管间隔（4）

苏木素-伊红染色 ×400

↓ 示相邻曲精小管共有的由厚变薄间隔。

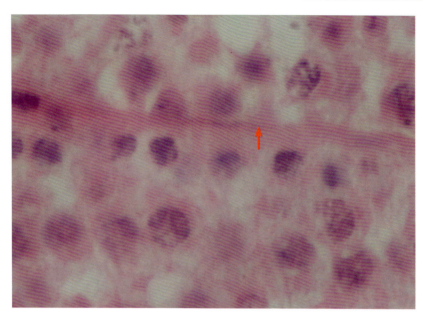

■ 图1-80　兔曲精小管间隔（5）

苏木素–伊红染色　×400

↑ 示相邻曲精小管共有的极薄间隔。

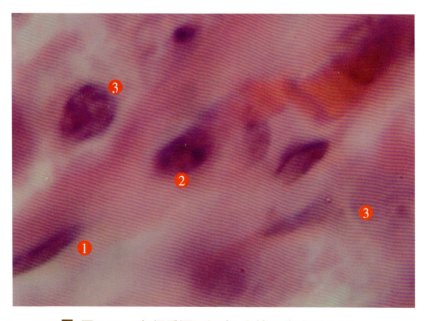

■ 图1-81　兔间质源干细胞–生精细胞演化（1）

苏木素–伊红染色　×1 000

❶示肌样细胞；❷示共有间隔内的干细胞；❸示两侧的精原细胞。

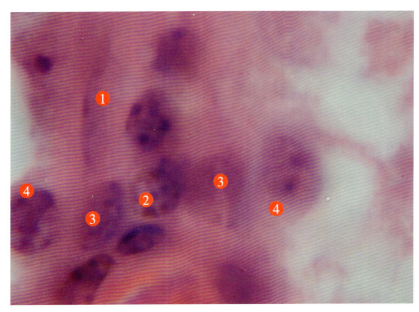

■ 图1-82　兔间质源干细胞-生精细胞演化（2）

苏木素-伊红染色　×1 000

❶示肌样细胞；❷示共有间隔内的干细胞；❸示分别趋向两侧的成生精细胞；❹示两侧的精原细胞。

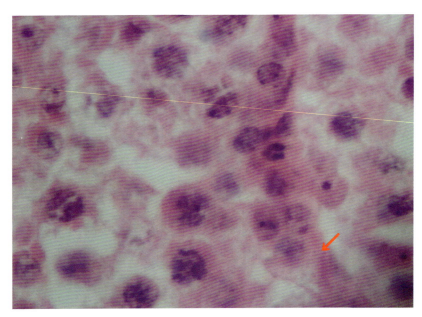

■ 图1-83　兔间质源干细胞-生精细胞演化（3）

苏木素-伊红染色　×400

↙示相邻生精小管间隔因干细胞消耗而变薄。

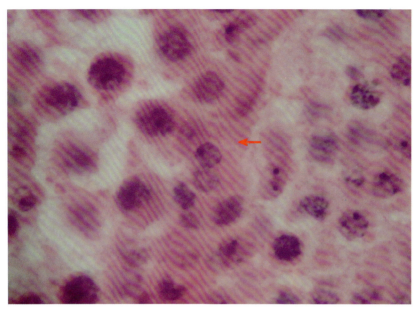

■ 图1-84　兔间质源干细胞-生精细胞演化（4）
苏木素-伊红染色　×400
← 示相邻生精小管间隔因干细胞消耗而变薄、中断。

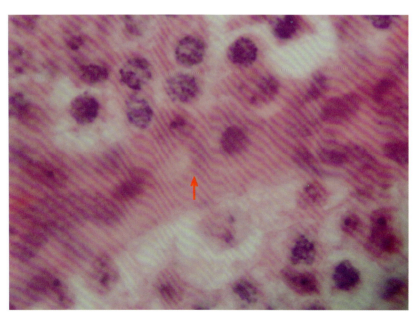

■ 图1-85　兔间质源干细胞-生精细胞演化（5）
苏木素-伊红染色　×400
↑ 示相邻生精小管间隔因干细胞消耗而变薄。

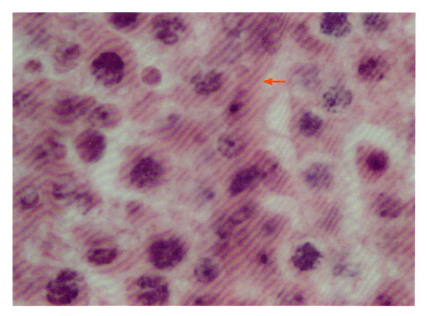

■ 图1-86　兔间质源干细胞-生精细胞演化（6）

苏木素-伊红染色　×400

← 示相邻生精小管间隔因干细胞消耗而变薄、中断。

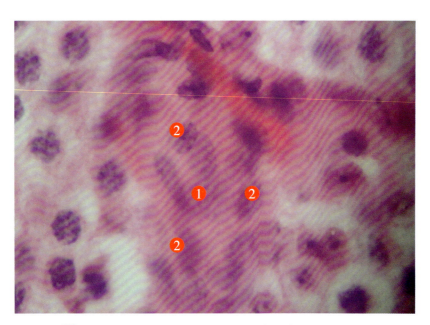

■ 图1-87　兔间质源干细胞-生精细胞演化（7）

苏木素-伊红染色　×400

❶示间隔交汇处的间质源干细胞；❷示趋向不同方向的成生精细胞。

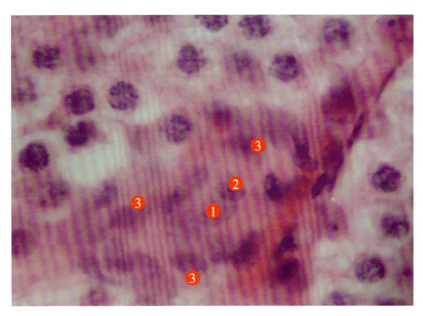

■ 图1-88　兔间质源干细胞-生精细胞演化（8）
苏木素-伊红染色　×400

❶示间隔交汇处的间质源干细胞；❷示干细胞钝圆化；❸示趋向不同方向的成生精细胞。

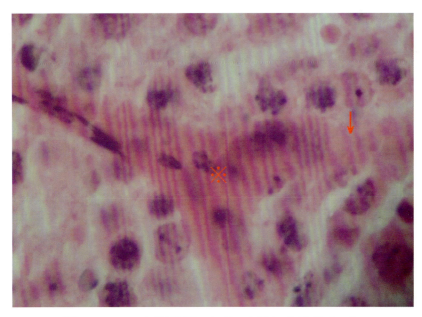

■ 图1-89　兔间质源干细胞-生精细胞演化（9）
苏木素-伊红染色　×400

※示曲精小管间隔交汇处干细胞因消耗而稀少。↓示生精小管间隔变薄、中断。

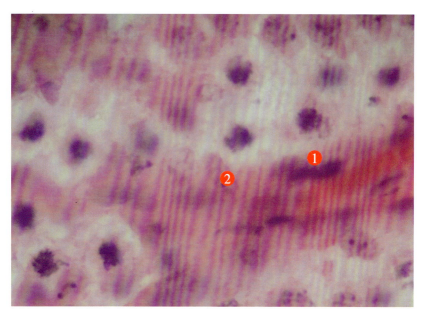

■ 图1-90　兔间质源干细胞-生精细胞演化（10）

苏木素-伊红染色　×400

图示曲精小管间隔交汇处。❶示卧姿成生精细胞；❷示刚竖直的精原细胞。

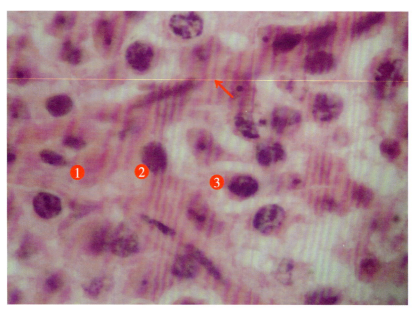

■ 图1-91　兔间质源干细胞-生精细胞演化（11）

苏木素-伊红染色　×400

↖示相邻生精小管间隔因干细胞消耗而变薄、中断。❶示间质源干细胞；❷示钝圆化成生精细胞；❸示精原细胞。

2. 被膜源干细胞–生精细胞演化　兔睾丸被膜的血管膜不明显，被膜源干细胞经钝圆化直接演化成为成生精细胞（图1-92），油镜下可更清楚地观察这一过程（图1-93~图1-95），演化过程中的过渡性细胞还可见直接分裂象（图1-96）。

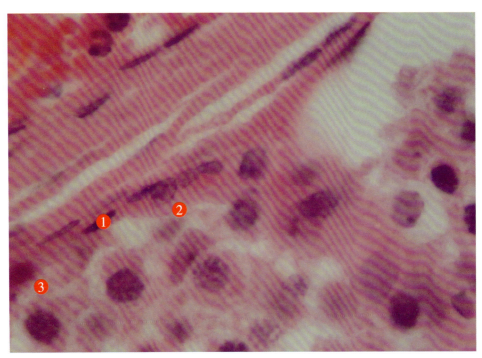

■ 图1-92　兔被膜源干细胞–生精细胞演化（1）
苏木素–伊红染色　×400
❶示被膜源干细胞；❷示干细胞钝圆化；❸示成生精细胞。

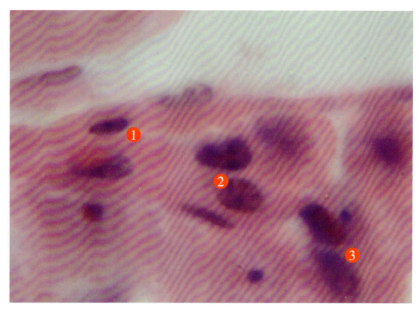

■ 图1-93　兔被膜源干细胞-生精细胞演化（2）

苏木素-伊红染色　×1 000

❶示被膜源干细胞；❷示干细胞钝圆化；❸示成生精细胞。

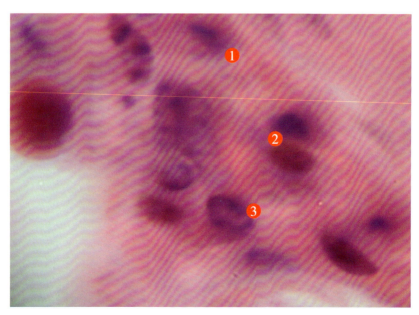

■ 图1-94　兔被膜源干细胞-生精细胞演化（3）

苏木素-伊红染色　×1 000

❶示被膜源干细胞；❷示干细胞钝圆化；❸示成生精细胞。

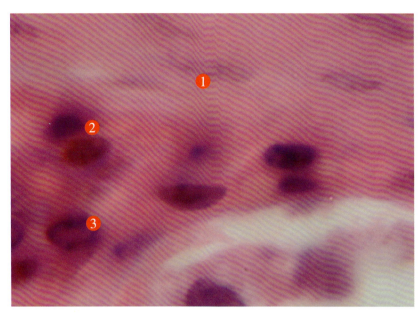

■ 图1-95　兔被膜源干细胞-生精细胞演化（4）

苏木素-伊红染色　×1 000

❶示被膜源干细胞；❷示干细胞钝圆化；❸示成生精细胞。

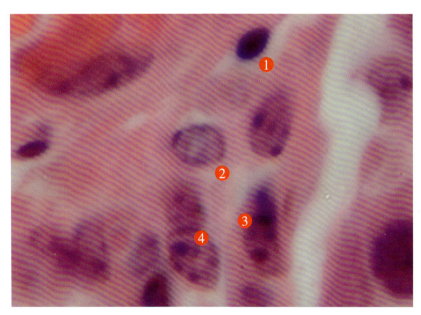

■ 图1-96　兔被膜源干细胞-生精细胞演化（5）

苏木素-伊红染色　×1 000

❶示被膜源干细胞；❷示干细胞钝圆化；❸示成生精细胞；❹示过渡性细胞直接分裂。

3. 血管源干细胞–生精细胞演化 血管壁细胞可外迁，经钝圆化成为成生精细胞（图1-97～图1-99），微血管中血管源干细胞也可穿过血管壁演化成为成生精细胞（图1-100～图1-102），二者难以区分。

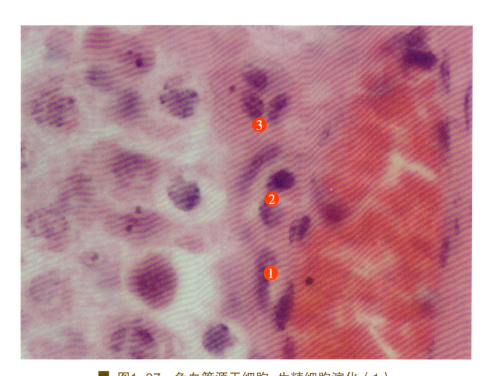

■ 图1-97 兔血管源干细胞–生精细胞演化（1）

苏木素–伊红染色 ×400

❶示血管源干细胞；❷示干细胞钝圆化；❸示成生精细胞。

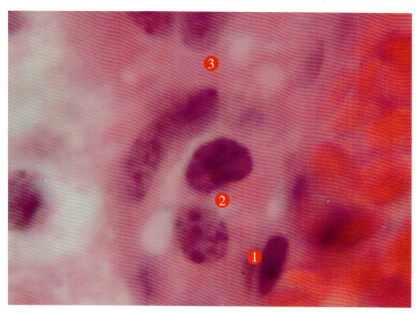

■ 图1-98　兔血管源干细胞–生精细胞演化（2）

苏木素–伊红染色　×1 000

❶示血管源干细胞；❷示干细胞钝圆化；❸示成生精细胞。

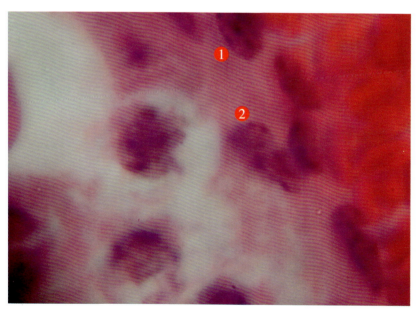

■ 图1-99　兔血管源干细胞–生精细胞演化（3）

苏木素–伊红染色　×1 000

❶示血管源干细胞；❷示成生精细胞。

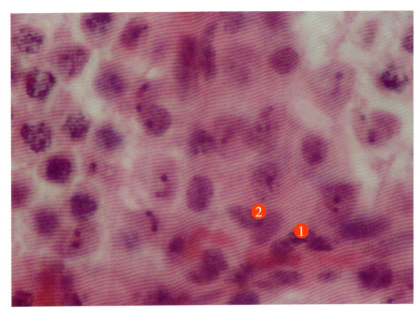

■ 图1-100　兔血管源干细胞-生精细胞演化（4）

苏木素-伊红染色　×400

❶示血管源干细胞；❷示成生精细胞。

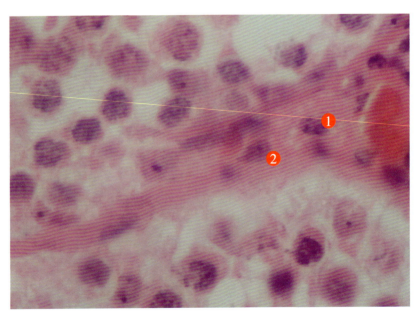

■ 图1-101　兔血管源干细胞-生精细胞演化（5）

苏木素-伊红染色　×400

❶示血管源干细胞；❷示成生精细胞。

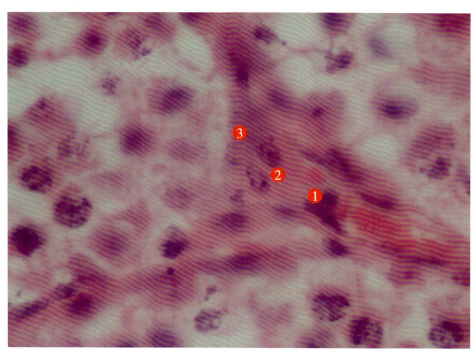

■ 图1-102 兔血管源干细胞–生精细胞演化（6）
苏木素–伊红染色 ×400
❶示血管源干细胞；❷示过渡性细胞；❸示成生精细胞。

（四）睾丸间质细胞演化

睾丸间质内常见单个或成群的胞质嗜酸性的睾丸间质细胞（图 1-103），是由间质干细胞经钝圆化、胞质嗜酸化逐步演化而来（图 1-104、图1-105）。

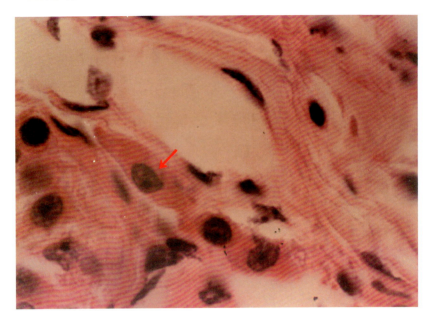

■ 图1-103 兔睾丸间质细胞

苏木素-伊红染色 ×400

↙ 示睾丸间质细胞。

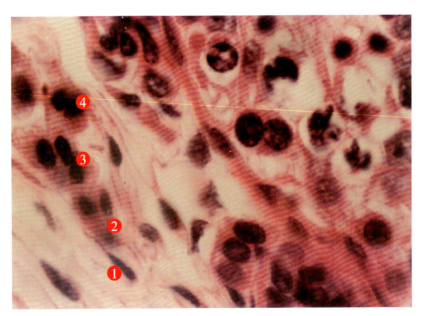

■ 图1-104 兔睾丸间质细胞演化（1）

苏木素-伊红染色 ×400

❶示睾丸间质干细胞；❷和❸示睾丸间质细胞逐渐钝圆化、嗜酸化；❹示睾丸间质细胞。

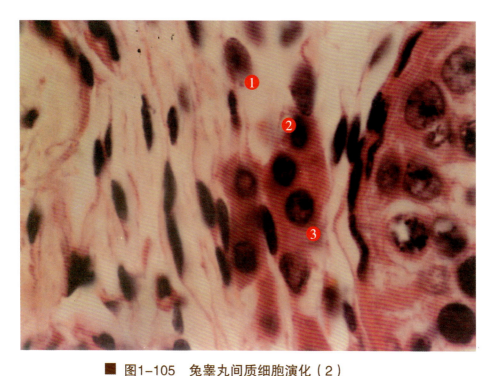

■ 图1-105　兔睾丸间质细胞演化（2）

苏木素-伊红染色　×400

❶和❷示睾丸间质干细胞逐渐钝圆化、嗜酸化；❸示睾丸间质
细胞。

二、狗睾丸组织动力学

（一）生精小管结构动力学

1. 睾丸网　狗睾丸网是生精小管的发源地（图1-106、图1-107）。

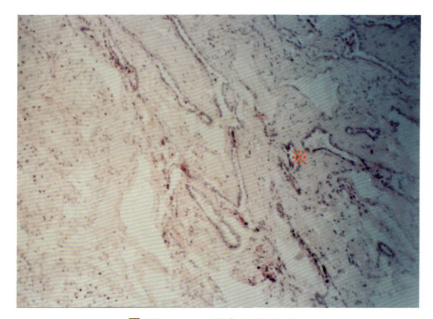

■ 图1-106 狗睾丸网（1）

苏木素-伊红染色 ×50

※示狗睾丸网。

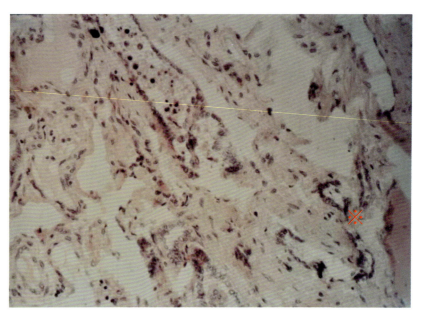

■ 图1-107 狗睾丸网（2）

苏木素-伊红染色 ×100

※示狗睾丸网。

2. 直精小管 狗睾丸直精小管源自睾丸网，经过渡性小管演化形成睾丸曲精小管（图1-108~图1-110）。

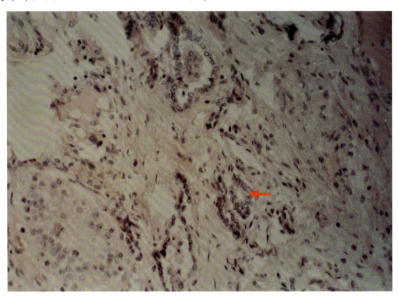

■ 图1-108　狗直精小管演化（1）

苏木素-伊红染色　×100

← 示狗直精小管。

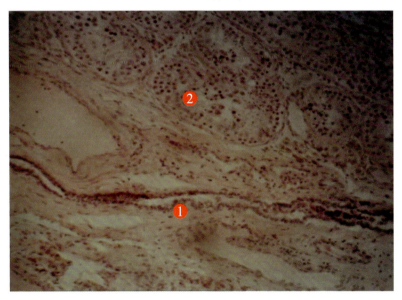

■ 图1-109　狗直精小管演化（2）

苏木素-伊红染色　×50

❶示直精小管；❷示曲精小管。

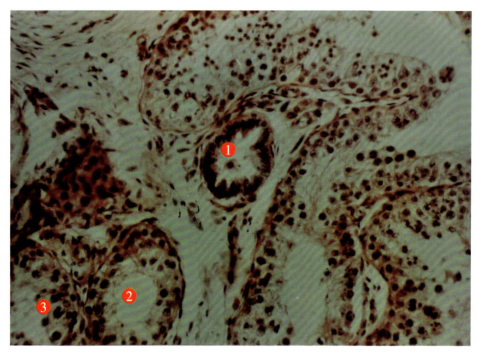

■ 图1-110　狗直精小管演化（3）

苏木素-伊红染色　×100

❶示直精小管；❷示过渡性小管；❸示曲精小管。

（二）曲精小管组织动力学

1. **生精细胞组合模式**　狗生精上皮也显示生精细胞全序演化组合模式、短序演化组合模式和反序演化组合模式。

（1）生精细胞全序演化组合模式　狗有较多的全序演化组合模式（图1-111、图1-112）。

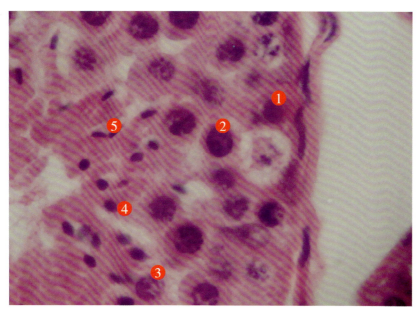

■ 图1-111 狗生精细胞全序演化组合模式（1）

苏木素–伊红染色 ×400

❶示精原细胞；❷示初级精母细胞；❸示次级精母细胞；❹示精子细胞；❺示精子。

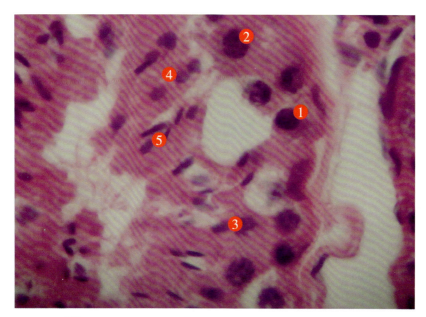

■ 图1-112 狗生精细胞全序演化组合模式（2）

苏木素–伊红染色 ×400

❶示精原细胞；❷示初级精母细胞；❸示次级精母细胞衰退；❹示精子细胞脱色；❺示精子。

（2）生精细胞短序演化组合模式　狗生精细胞短序演化组合模式也多见，大多为有潜能待演化类型（图1-113～图1-115）。

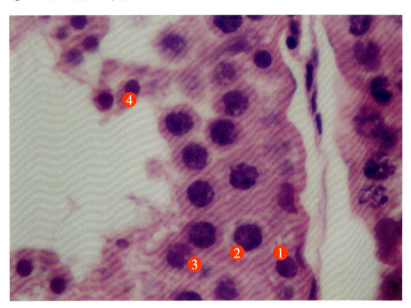

■ **图1-113　狗生精细胞短序演化组合模式（1）**

苏木素-伊红染色　×400

❶示精原细胞；**❷**示初级精母细胞；**❸**示次级精母细胞；**❹**示精子细胞。

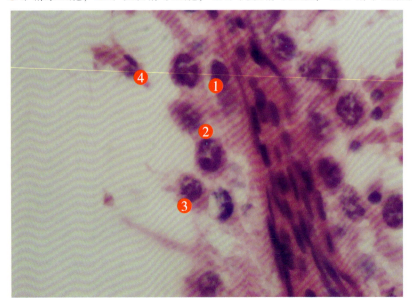

■ **图1-114　狗生精细胞短序演化组合模式（2）**

苏木素-伊红染色　×400

❶示精原细胞；**❷**示初级精母细胞；**❸**示次级精母细胞；**❹**示脱落的精子细胞与精子。

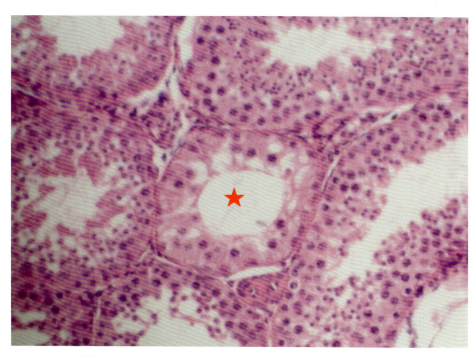

■ 图1-115　狗生精细胞短序演化组合模式（3）

苏木素-伊红染色　×100

★ 示只有精原细胞和初级精母细胞的曲精小管。

（3）生精细胞反序演化组合模式　狗生精上皮也可见精子与精子细胞位于底层的反序演化组合模式（图1-116、图1-117）。

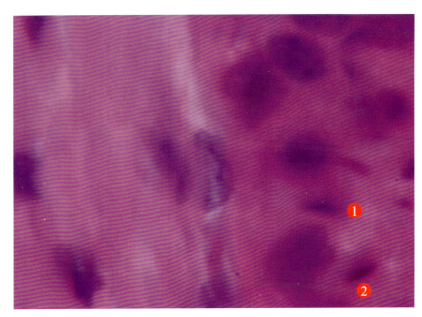

图1-116 狗生精细胞反序演化组合模式（1）

苏木素-伊红染色 ×1 000

❶和❷示生精上皮底层的精子。

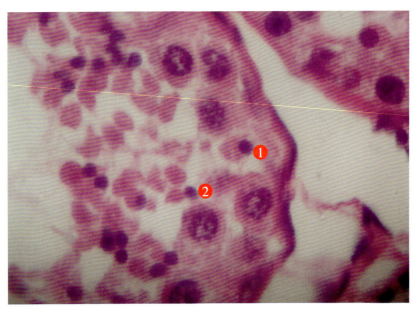

图1-117 狗生精细胞反序演化组合模式（2）

苏木素-伊红染色 ×400

❶和❷示位于生精上皮底层与下层的精子细胞。

2．生精细胞演化　生精细胞也包括支持细胞，而且支持细胞是最重要的生精细胞。

（1）支持细胞演化　支持细胞可直接分裂产生支持细胞（图1-118）、精原细胞（图1-119～图1-122）、初级精母细胞（图1-123～图1-130）、次级精母细胞（图1-131）、精子细胞（图1-132、图1-133）和精子（图1-134、图1-135）。

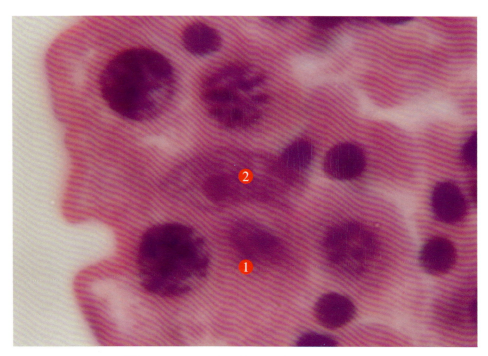

■　图1-118　狗支持细胞产生支持细胞

苏木素-伊红染色　×1 000

❶示支持细胞母体；❷示分离出来的新支持细胞。

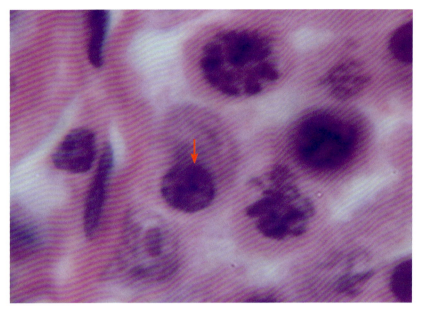

■ 图1-119　狗支持细胞产生精原细胞（1）

苏木素-伊红染色　×1 000

↓ 示仍包在支持细胞内的精原细胞。

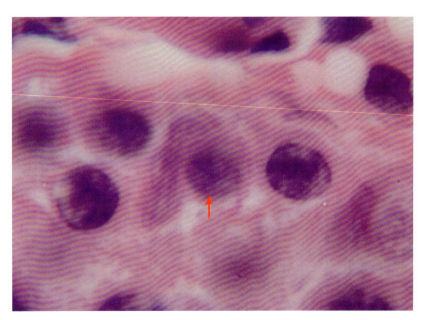

■ 图1-120　狗支持细胞产生精原细胞（2）

苏木素-伊红染色　×1 000

↑ 示部分离开支持细胞的精原细胞。

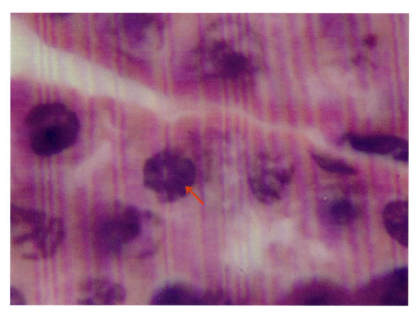

■ 图1-121　狗支持细胞产生精原细胞（3）
苏木素-伊红染色　×1 000
示刚离开支持细胞的精原细胞。

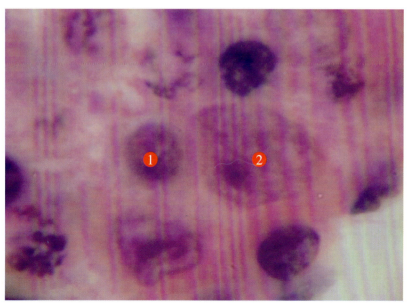

■ 图1-122　狗支持细胞产生精原细胞（4）
苏木素-伊红染色　×1 000
❶示刚脱离支持细胞的精原细胞；❷示刚娩出精原细胞的支持
细胞及其核裂口。

71

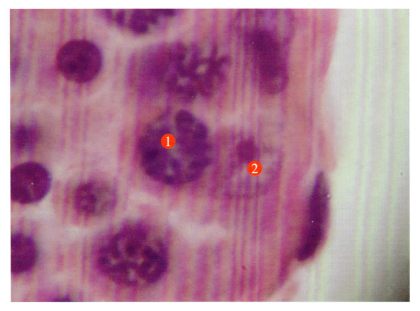

■ **图1-123 狗支持细胞产生初级精母细胞（1）**

苏木素–伊红染色 ×1 000

❶示正与母体分离的初级精母细胞；❷示支持细胞母体。

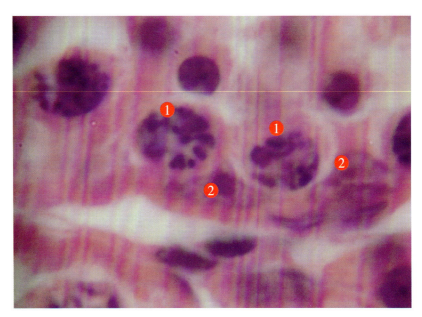

■ **图1-124 狗支持细胞产生初级精母细胞（2）**

苏木素–伊红染色 ×1 000

❶示刚从支持细胞母体分离出来的初级精母细胞；❷示支持细胞母体。

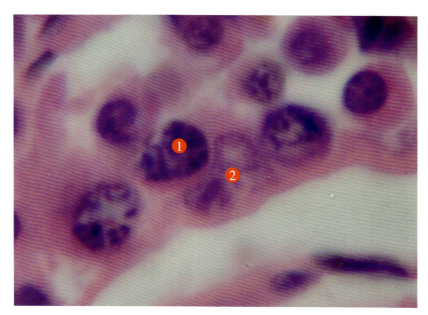

■ 图1-125 狗支持细胞产生初级精母细胞（3）
苏木素-伊红染色 ×1 000

❶示刚从支持细胞母体分离出来的初级精母细胞；❷示支持细胞母体。

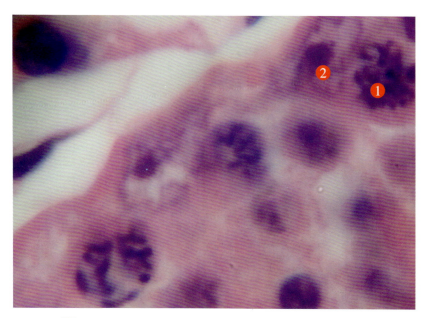

■ 图1-126 狗支持细胞产生初级精母细胞（4）
苏木素-伊红染色 ×1 000

❶示刚从支持细胞母体分离出来的初级精母细胞；❷示支持细胞母体。

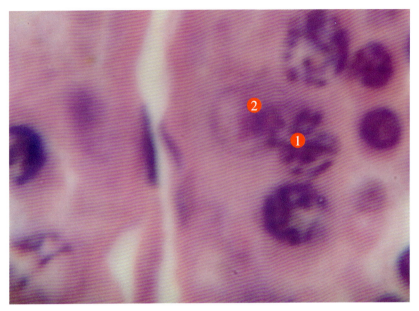

■ 图1-127　狗支持细胞产生初级精母细胞（5）
苏木素-伊红染色　×1 000

❶示刚从支持细胞母体分离出来的衰退初级精母细胞；❷示支持细胞母体。

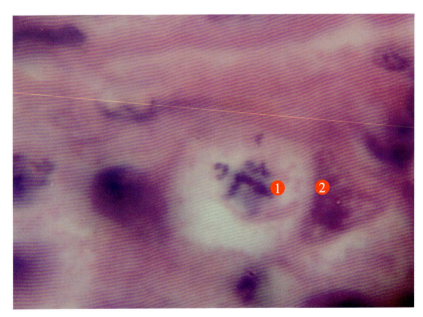

■ 图1-128　狗支持细胞产生初级精母细胞（6）
苏木素-伊红染色　×1 000

❶示刚从支持细胞母体分离出来的垂死初级精母细胞；❷示支持细胞母体。

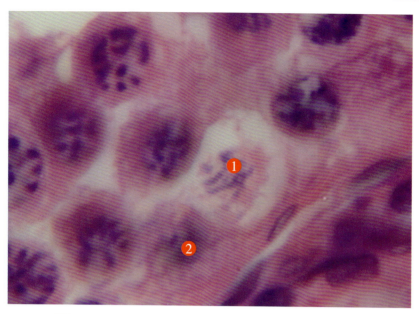

■ 图1-129　狗支持细胞产生初级精母细胞（7）
苏木素-伊红染色　×1 000

❶示刚从支持细胞母体分离出来的垂死初级精母细胞；❷示支持细胞母体。

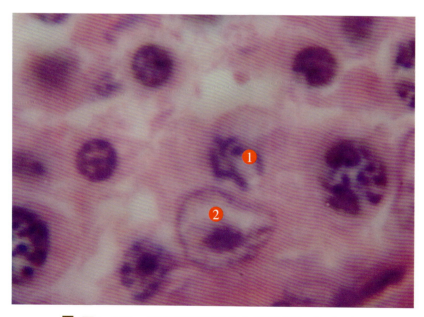

■ 图1-130　狗支持细胞产生初级精母细胞（8）
苏木素-伊红染色　×1 000

❶示刚从支持细胞母体分离出来的垂死初级精母细胞；❷示支持细胞母体。

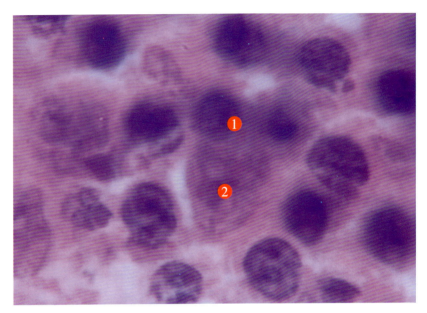

■ 图1-131　狗支持细胞产生次级精母细胞

苏木素-伊红染色　×1 000

❶示刚从支持细胞母体分离出来的次级精母细胞；❷示支持细胞母体。

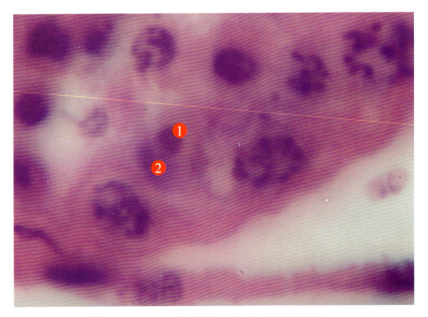

■ 图1-132　狗支持细胞产生精子细胞

苏木素-伊红染色　×1 000

❶示刚从支持细胞母体娩出的精子细胞；❷示支持细胞母体。

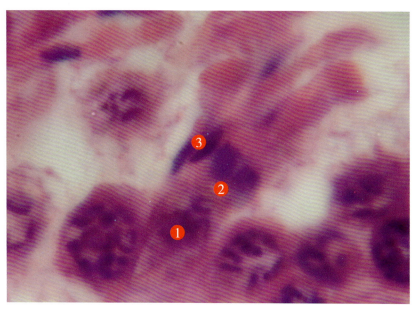

■ 图1-133　狗支持细胞产生精子细胞与精子

苏木素-伊红染色　×1 000

❶示支持细胞；❷示精子细胞；❸示精子。

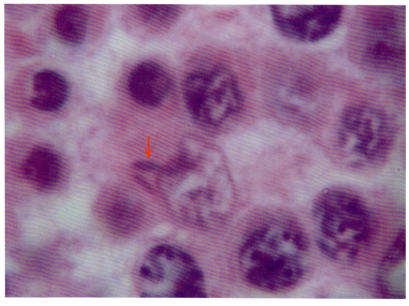

■ 图1-134　狗支持细胞产生精子（1）

苏木素-伊红染色　×1 000

↓示刚从支持细胞母体娩出的精子。

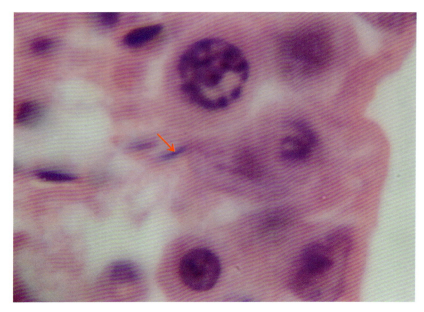

■ 图1-135　狗支持细胞产生精子（2）

苏木素-伊红染色　×1 000

↘ 示刚从支持细胞母体娩出的精子。

（2）精原细胞演化　精原细胞可直接分裂复制自己（图1-136），也可产生次级精母细胞（图1-137）。

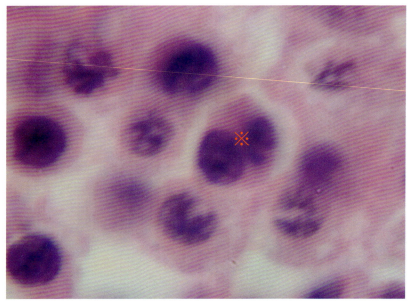

■ 图1-136　狗精原细胞直接分裂

苏木素-伊红染色　×1 000

※示精原细胞直接分裂及胞质嗜酸化。

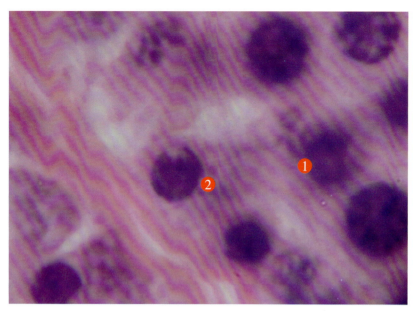

■ **图1-137　狗精原细胞产生次级精母细胞**

苏木素-伊红染色　×1 000

❶示离开母体的次级精母细胞；❷示精原细胞母体。

（3）初级精母细胞演化　初级精母细胞常处于垂死状态（图1-138），常见垂死分裂象（图1-139、图1-140）。

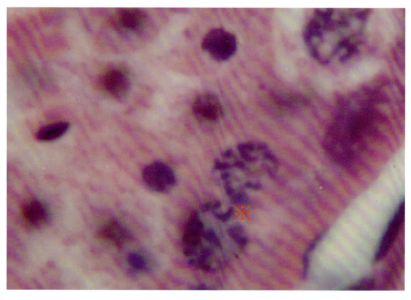

■ **图1-138　狗初级精母细胞垂死分裂（1）**

苏木素-伊红染色　×1 000

※示初级精母细胞垂死分裂象。

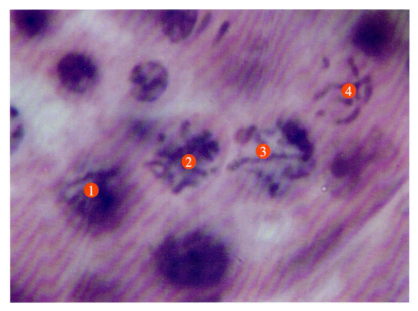

■ 图1-139　狗初级精母细胞垂死分裂（2）

苏木素-伊红染色　×1 000

❶、❷、❸和❹示进程不同垂死分裂的初级精母细胞。

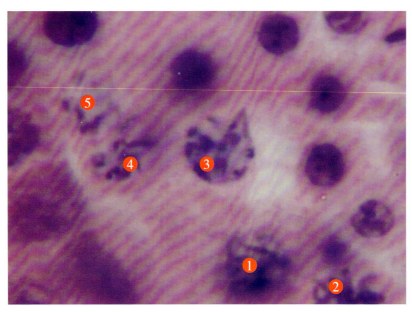

■ 图1-140　狗初级精母细胞垂死分裂（3）

苏木素-伊红染色　×1 000

❶、❷、❸、❹和❺示进程不同垂死分裂的初级精母细胞。

（4）次级精母细胞演化　常见次级精母细胞核固缩、核脱色（图1-141），也见次级精母细胞产生精子细胞（图1-142）。

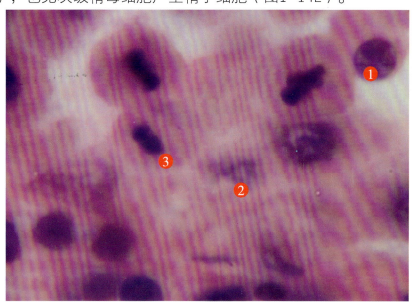

■ **图1-141　狗次级精母细胞演化**

苏木素-伊红染色　×1 000

❶示正常次级精母细胞；❷示次级精母细胞核脱色；❸示次级精母细胞核固缩。

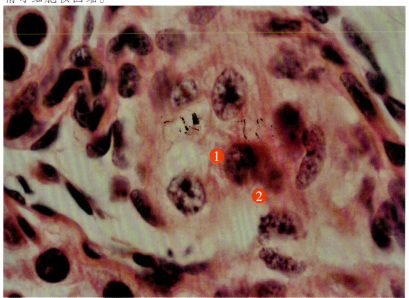

■ **图1-142　狗次级精母细胞产生精子细胞**

苏木素-伊红染色　×400

❶示次级精母细胞；❷示精子细胞。

（5）精子形态发生　狗精子的形态发生可见通过精子物质向一端或一侧浓集形成精子（图1-143～图1-146）；也可通过丢弃细胞质冗余、精子逃逸来实现（图1-145～图1-147）。

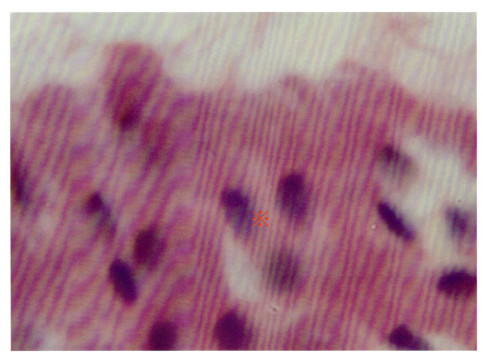

■ 图1-143　狗精子发生（1）

苏木素-伊红染色　×1 000

※示多个精子细胞一端正在浓集形成精子头。

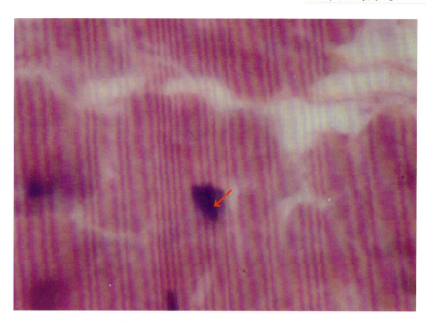

■ 图1-144　狗精子发生（2）

苏木素-伊红染色　×1 000

↗ 示精子细胞核侧向浓集。

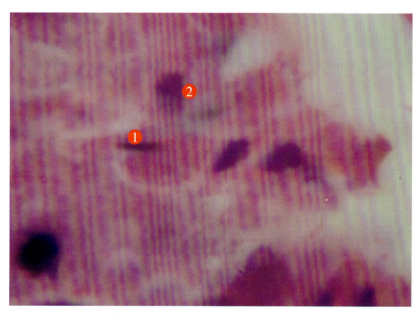

■ 图1-145　狗精子发生（3）

苏木素-伊红染色　×1 000

❶示精子逃逸；❷示精子细胞核浓集。

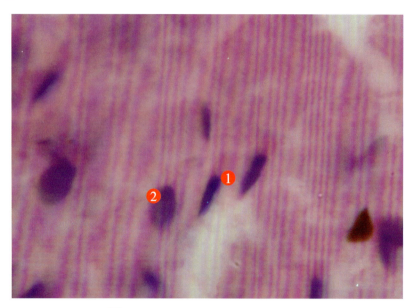

■ 图1-146　狗精子发生（4）

苏木素-伊红染色　×1 000

❶示精子逃逸；❷示精子细胞核浓集。

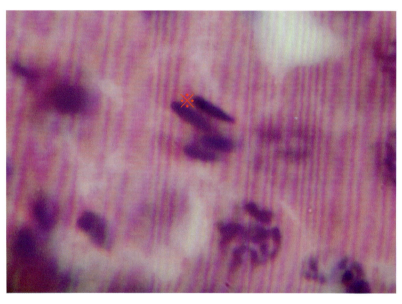

■ 图1-147　狗精子发生（5）

苏木素-伊红染色　×1 000

※示多个精子正在去冗余。

3. **曲精小管衰退**　曲精小管衰退表现为生精细胞全部溶解（图1-148、图1-149），最后生精细胞完全消失，只剩残缺的间质套层（图1-150）。

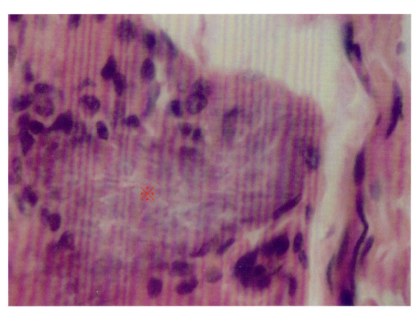

■ 图1-148 狗曲精小管衰退（1）

苏木素-伊红染色 ×400

※示曲精小管生精上皮细胞几乎全部死亡、溶解。

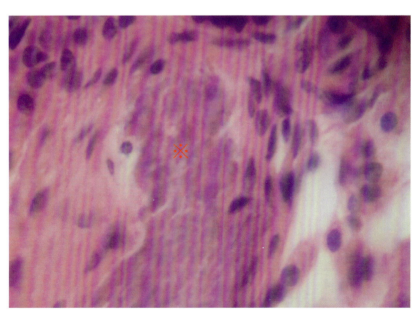

■ 图1-149 狗曲精小管衰退（2）

苏木素-伊红染色 ×400

※示曲精小管生精上皮细胞几乎全部死亡、溶解。

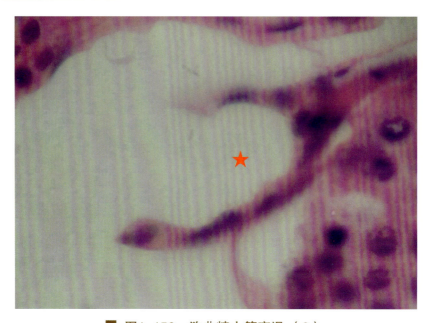

■ 图1-150 狗曲精小管衰退（3）

苏木素-伊红染色 ×400

★示曲精小管生精上皮全部死亡、溶解，仅留残破的间质套层。

（三）生精细胞演化来源

1．睾丸间质源干细胞-生精细胞演化 曲精小管间隔中有间质源干细胞流（图1-151、图1-152），间质源干细胞可演化为肌样细胞（图1-153），参与构成曲精小管间质套层（图1-154），肌样细胞可经过渡性细胞演化成为成生精细胞、精原细胞（图1-155~图1-160）。

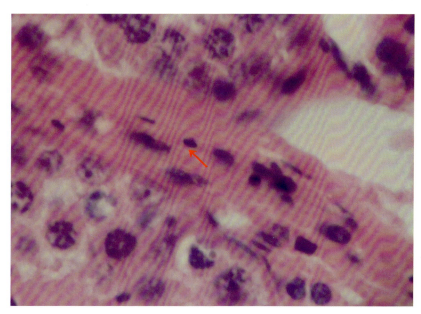

■ 图1-151　狗睾丸间质源干细胞流（1）

苏木素-伊红染色　×400

↖ 示间质源干细胞流。

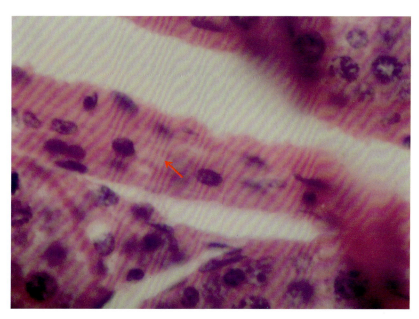

■ 图1-152　狗睾丸间质源干细胞流（2）

苏木素-伊红染色　×400

↖ 示间质源干细胞流。

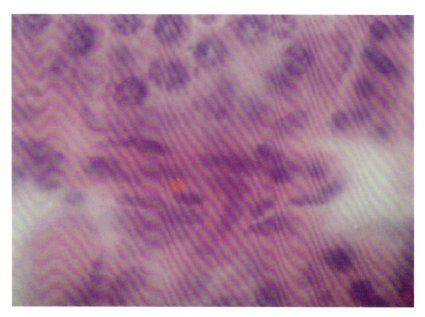

■ 图1-153　狗睾丸间质肌样细胞（1）
苏木素-伊红染色　×400
※示间质肌样细胞。

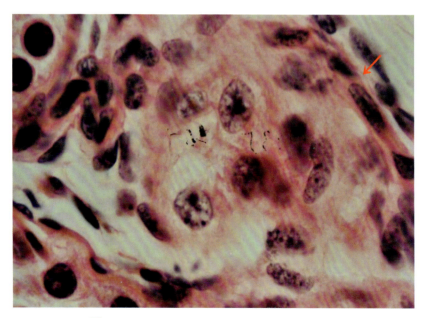

■ 图1-154　狗睾丸间质肌样细胞（2）
苏木素-伊红染色　×400
↙示曲精小管间质套层。

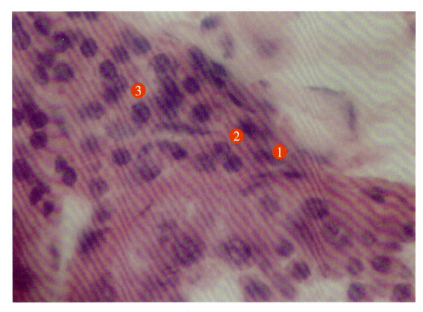

■ 图1-155　狗睾丸间质源干细胞-生精细胞演化（1）

苏木素-伊红染色　×400

❶示肌样细胞；❷示过渡性细胞；❸示成生精细胞。

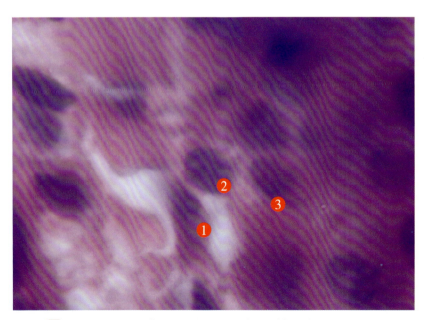

■ 图1-156　狗睾丸间质源干细胞-生精细胞演化（2）

苏木素-伊红染色　×1 000

❶示肌样细胞；❷示成生精细胞；❸示精原细胞。

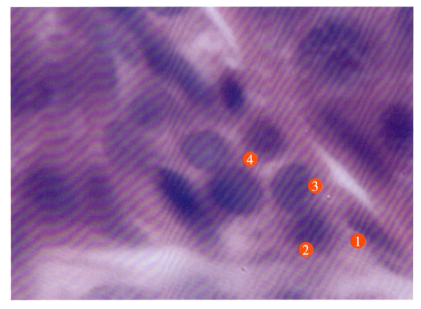

■ 图1-157　狗睾丸间质源干细胞-生精细胞演化（3）
苏木素-伊红染色　×1 000

❶示肌样细胞；❷示过渡性细胞；❸示成生精细胞；❹示精原
细胞。

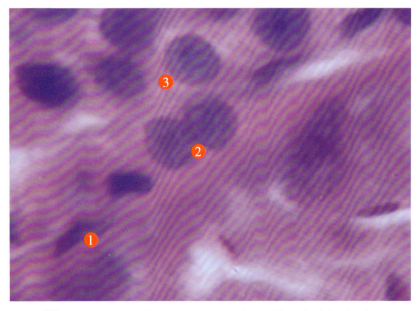

■ 图1-158　狗睾丸间质源干细胞-生精细胞演化（4）
苏木素-伊红染色　×1 000

❶示肌样细胞；❷示成生精细胞直接分裂；❸示精原细胞。

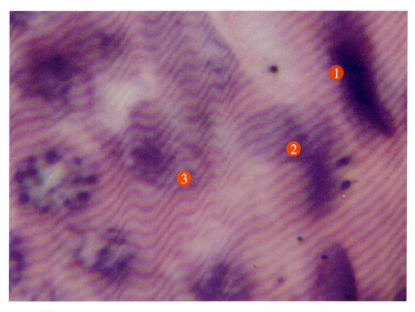

■ 图1-159 狗睾丸间质源干细胞-生精细胞演化（5）

苏木素-伊红染色 ×1 000

❶示肌样细胞；❷示充分透明化的成生精细胞；❸示生精上皮基底的支持细胞。

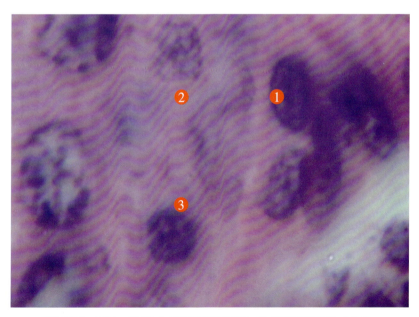

■ 图1-160 狗睾丸间质源干细胞-生精细胞演化（6）

苏木素-伊红染色 ×1 000

❶示成生精细胞；❷示即将整合入生精上皮基底层的充分透明化的成生精细胞；❸示精原细胞。

2. 被膜源干细胞–生精细胞演化 狗睾丸被膜也缺少血管膜，被膜源干细胞可经成生精细胞演化成精原细胞（图1-161），也可经透明化过渡性细胞演化为支持细胞（图1-162），但大多数透明化的过渡性细胞演化形成不透明的精原细胞（图1-163～图1-165）。曲精小管不仅可诱导邻近被膜干细胞演化为成生精细胞，而且可使较远被膜细胞群被激活（图1-166、图1-167），逐步群体性地演变为成生精细胞群（图1-168～图1-170）。待与曲精小管之间的被膜组织消失，即并入生精上皮组织（图1-171），也可看作是被侵蚀、扩展为生精上皮的领域（图1-172、图1-173）。

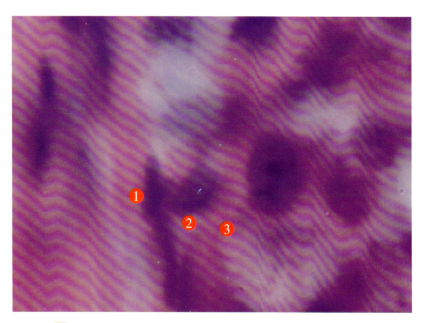

■ **图1-161 狗被膜源干细胞–生精细胞演化（1）**
苏木素–伊红染色 ×1 000
❶示被膜源干细胞；❷示成生精细胞；❸示精原细胞。

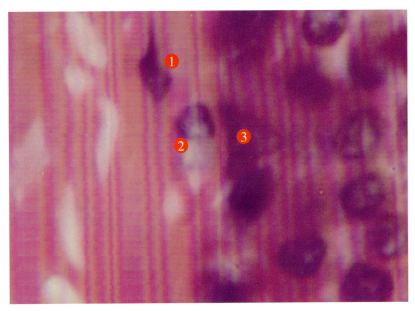

■ 图1-162　狗被膜源干细胞-生精细胞演化（2）
苏木素-伊红染色　×1 000
❶示被膜源干细胞；❷示过渡性细胞；❸示支持细胞。

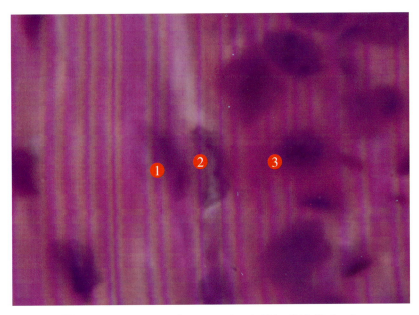

■ 图1-163　狗被膜源干细胞-生精细胞演化（3）
苏木素-伊红染色　×1 000
❶示被膜源干细胞；❷示透明化的过渡性细胞；❸示精原细胞。

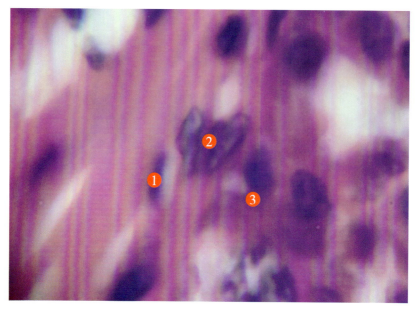

■ 图1-164　狗被膜源干细胞-生精细胞演化（4）
苏木素-伊红染色　×1 000
❶示被膜源干细胞；❷示透明化的过渡性细胞；❸示精原细胞。

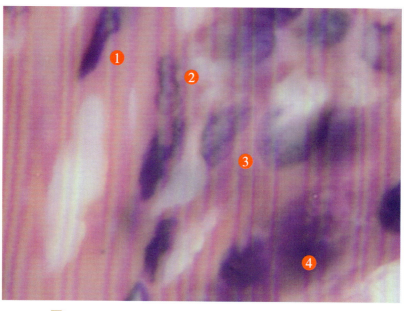

■ 图1-165　狗被膜源干细胞-生精细胞演化（5）
苏木素-伊红染色　×1 000
❶示被膜源干细胞；❷示过渡性细胞透明化；❸示成生精细
胞；❹示精原细胞。

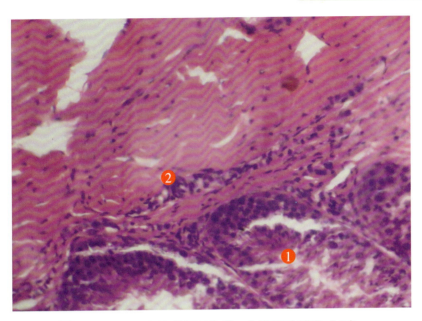

■ 图1-166　狗被膜源干细胞-生精细胞演化（6）
苏木素-伊红染色　×100
❶示曲精小管；❷示被膜内被激活的被膜源干细胞夹层。

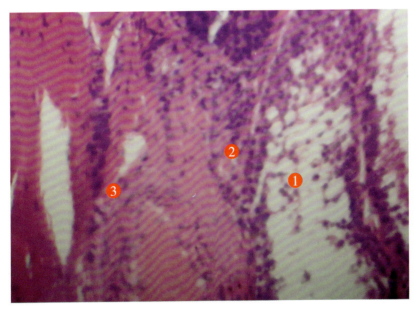

■ 图1-167　狗被膜源干细胞-生精细胞演化（7）
苏木素-伊红染色　×100
❶示曲精小管；❷示演化的被膜源干细胞团；❸示被膜深部被
激活的被膜源干细胞夹层。

95

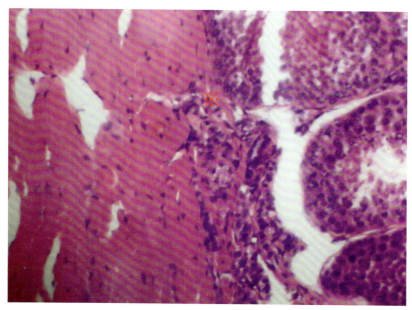

■ 图1-168　狗被膜源干细胞-生精细胞演化（8）

苏木素-伊红染色　×100

※示被膜内被激活的被膜源干细胞团。

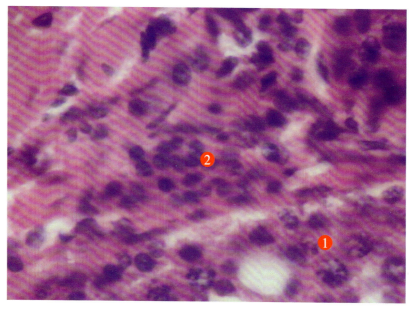

■ 图1-169　狗被膜源干细胞-生精细胞演化（9）

苏木素-伊红染色　×400

❶示曲精小管；❷示被膜内被激活的被膜源干细胞夹层。

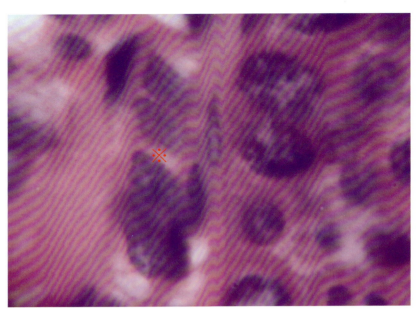

■ 图1-170　狗被膜源干细胞–生精细胞演化（10）

苏木素–伊红染色　×1 000

※示被膜内被激活的被膜源干细胞夹层。

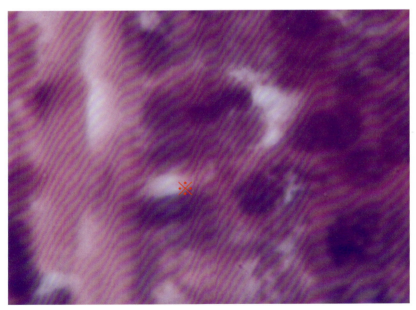

■ 图1-171　狗被膜源干细胞–生精细胞演化（11）

苏木素–伊红染色　×1 000

※示被膜内被激活的被膜源干细胞串夹层被诱导扩展成为生精
上皮底层细胞。

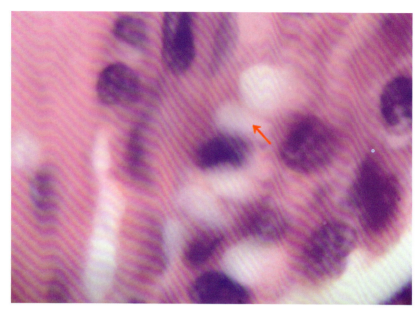

■ 图1-172　狗被膜源干细胞-生精细胞演化（12）

苏木素-伊红染色　×1 000

示生精上皮细胞向外诱导扩展。

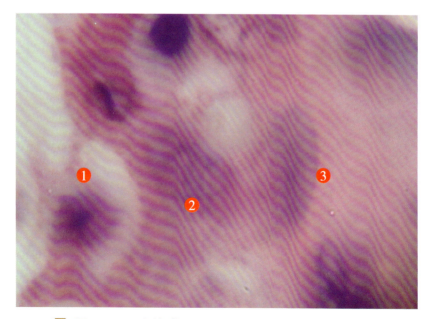

■ 图1-173　狗被膜源干细胞-生精细胞演化（13）

苏木素-伊红染色　×1 000

❶示精原细胞；❷示将被诱导加入生精上皮的成生精细胞；
❸示被膜源干细胞。

3．血管源干细胞-生精细胞演化　　血管壁细胞可向外离散，经过渡性细胞演化形成生精细胞（图1-174～图1-177）。

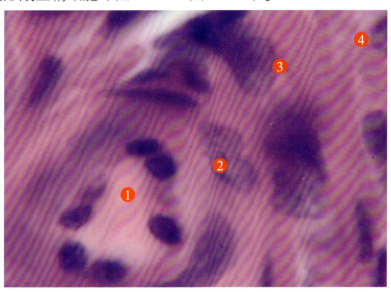

■ **图1-174　狗血管源干细胞-生精细胞演化（1）**
苏木素-伊红染色　×1 000
❶示小血管腔；❷示直接分裂的血管壁细胞；❸示过渡性细胞；❹示精原细胞。

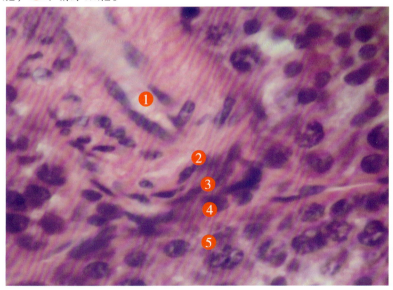

■ **图1-175　狗血管源干细胞-生精细胞演化（2）**
苏木素-伊红染色　×400
❶示小血管腔；❷示直接分裂的血管壁细胞；❸示过渡性细胞；❹示成生精细胞；❺示精原细胞。

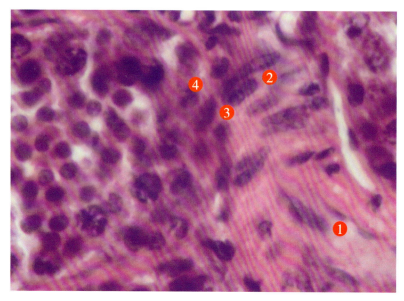

■ 图1-176　狗血管源干细胞-生精细胞演化（3）

苏木素-伊红染色　×400

❶示小血管腔；❷示血管壁平滑肌细胞；❸示成生精细胞；
❹示精原细胞。

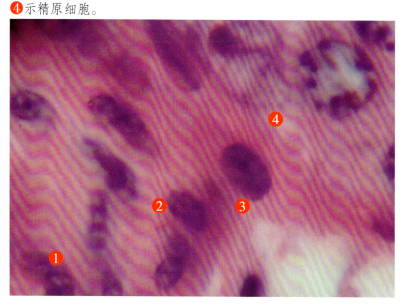

■ 图1-177　狗血管源干细胞-生精细胞演化（4）

苏木素-伊红染色　×1 000

❶示直接分裂的血管壁平滑肌细胞；❷示过渡性细胞；❸示
成生精细胞；❹示支持细胞。

4. 神经源干细胞演化　曲精小管之间可见小神经束（图1-178），小神
经束细胞可离散形成间质源干细胞、成生精细胞（图1-179、图1-180）。

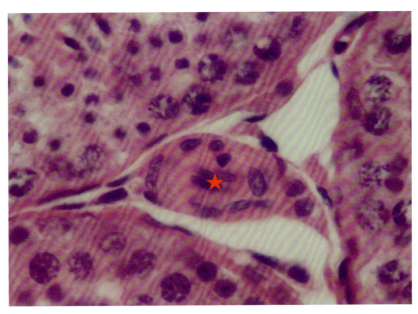

■ 图1-178　狗睾丸间质小神经束（1）

苏木素-伊红染色　×400

★示睾丸间质内小神经束。

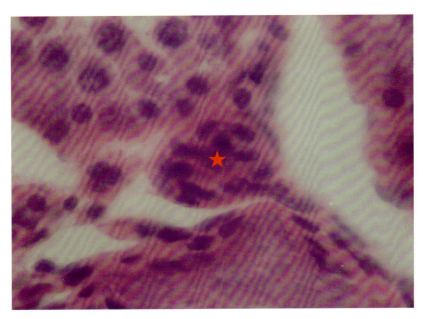

■ 图1-179　狗睾丸间质小神经束（2）

苏木素-伊红染色　×400

★示睾丸间质小神经束演化形成的间质源干细胞团。

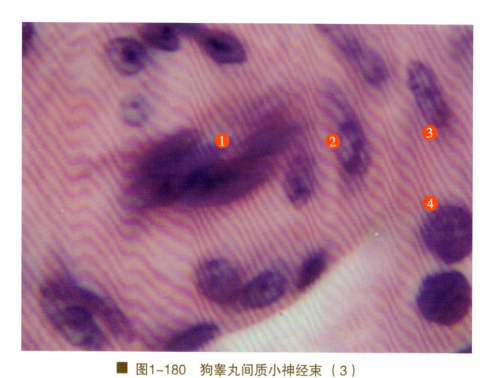

■ 图1-180　狗睾丸间质小神经束（3）

苏木素-伊红染色　×1 000

❶示神经束细胞；❷示直接分裂中的周边神经束细胞；❸示间
质源干细胞；❹示成生精细胞。

（四）睾丸间质细胞演化

狗睾丸间质细胞由睾丸间质源干细胞逐步演化形成（图1-181～图
1-183）。

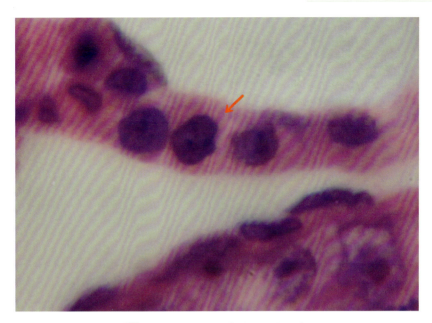

■ 图1-181　狗睾丸间质细胞

苏木素-伊红染色　×1 000

↙ 示睾丸间质细胞链。

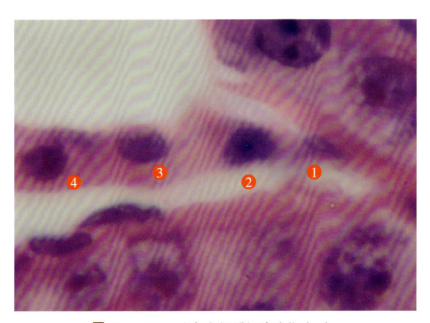

■ 图1-182　狗睾丸间质细胞演化（1）

苏木素-伊红染色　×1 000

❶示睾丸间质源干细胞；❷示过渡性细胞；❸示细胞质嗜酸
化；❹示睾丸间质细胞。

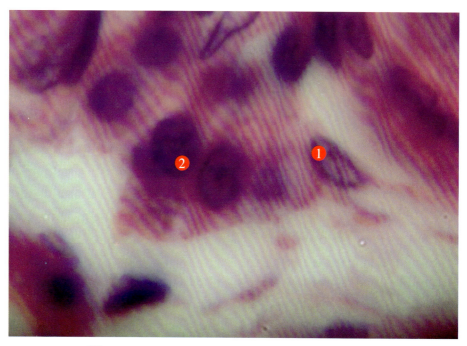

■ 图1-183　狗睾丸间质细胞演化（2）

苏木素-伊红染色　×1 000

❶示透明化的睾丸间质源干细胞；❷示睾丸间质细胞。

三、人睾丸组织动力学

（一）生精小管结构动力学

1. 睾丸网　人睾丸网距睾丸小叶较近（图1-184），睾丸网分支进入小叶间隔（图1-185）。

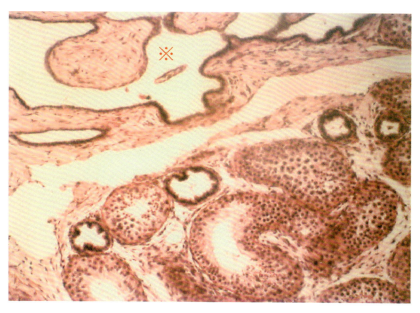

■ 图1-184　人睾丸网（1）

苏木素-伊红染色　×50

※示人睾丸网。

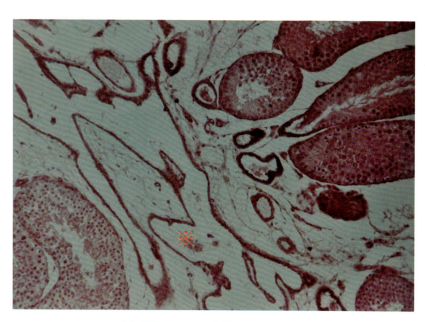

■ 图1-185　人睾丸网（2）

苏木素-伊红染色　×50

※示睾丸网延伸入睾丸小叶间隔内。

2. 直精小管 直精小管与小叶间隔内睾丸网相延续（图1-186）。
直精小管一般为单层上皮，但可见局部增生（图1-187、图1-188），甚
至呈绒毛样突起（图1-189）。

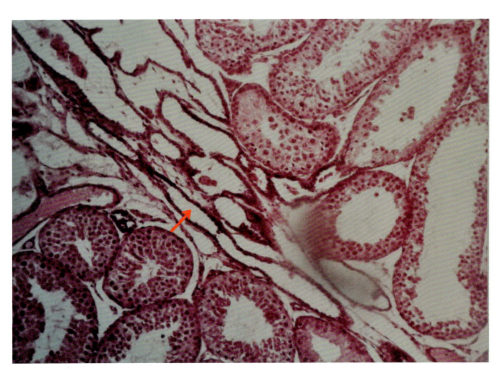

■ **图1-186 人直精小管（1）**

苏木素-伊红染色 ×50

↗ 示睾丸直精小管。

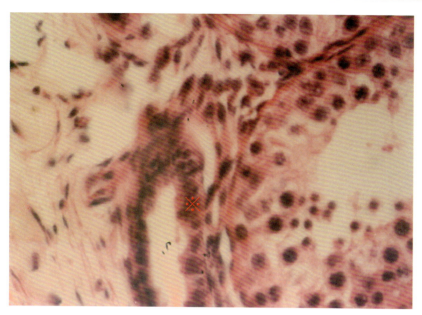

■ 图1-187　人直精小管（2）

苏木素–伊红染色　×200

※示直精小管上皮细胞局部增生。

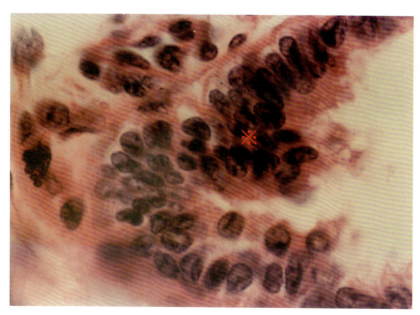

■ 图1-188　人直精小管（3）

苏木素–伊红染色　×400

※示直精小管上皮细胞局部增生。

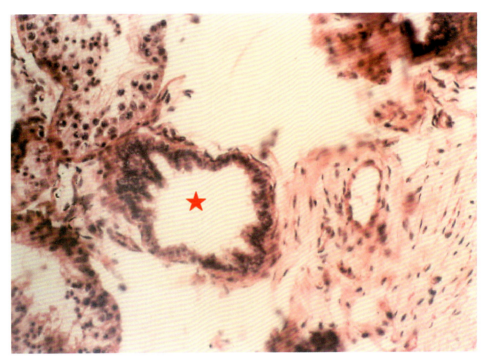

■ 图1-189　人直精小管（4）

苏木素-伊红染色　×100

★示直精小管上皮呈绒毛样突起。

3．**过渡性生精小管**　直精小管末端可见与曲精小管的过渡（图1-190），由实心细胞索逐步中空，过渡为曲精小管（图1-191、图1-192）。

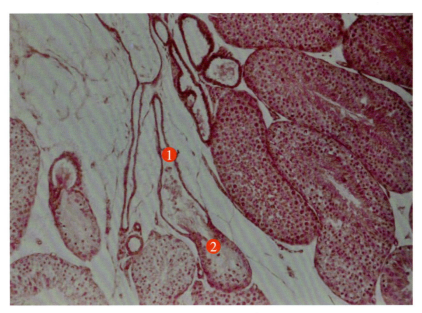

■ 图1-190 人过渡性生精小管（1）

苏木素-伊红染色 ×50

❶示直精小管；❷示过渡性生精小管。

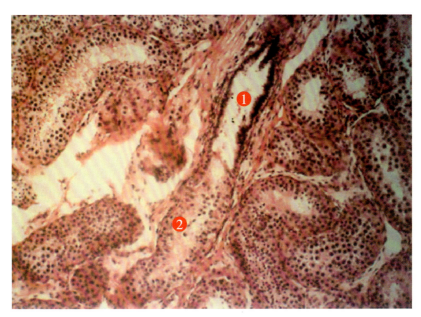

■ 图1-191 人过渡性生精小管（2）

苏木素-伊红染色 ×50

❶示直精小管；❷示过渡性生精小管。

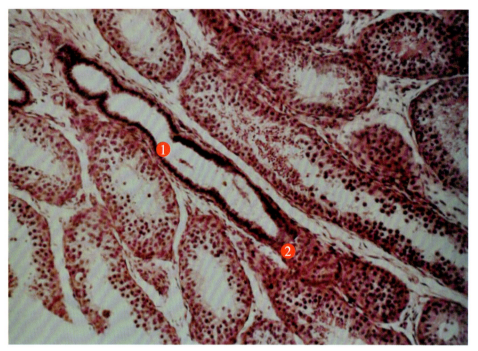

■ 图1-192　人过渡性生精小管（3）

苏木素-伊红染色　×50

❶示直精小管；❷示过渡性生精小管。

4．曲精小管及其演化　直接延续于直精小管的曲精小管还保留一些过渡性小管的特征（图1-193、图1-194），同一视野内的曲精小管上皮演化程度不同（图1-195、图1-196），过成熟的曲精小管上皮可发生明显表层细胞剥脱（图1-197），严重剥脱后可只剩间质套层（图1-198）。

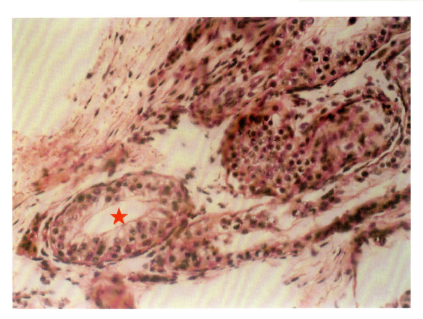

■ 图1-193　人曲精小管演化（1）

苏木素-伊红染色　×100

★示曲精小管壁部分保留过渡性生精小管特征。

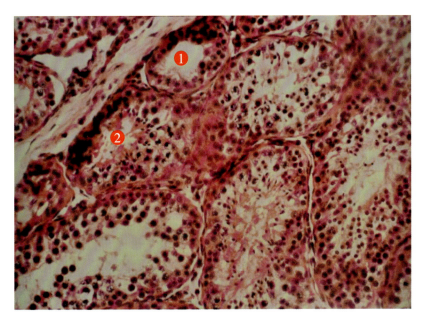

■ 图1-194　人曲精小管演化（2）

苏木素-伊红染色　×100

❶示过渡性生精小管；❷示曲精小管壁部分保留过渡性生精小
管特征。

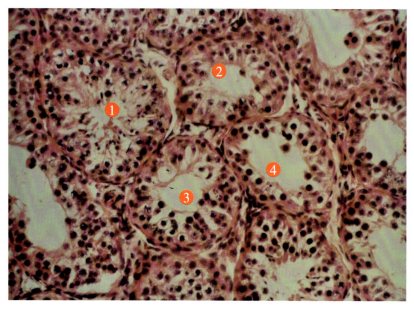

■ 图1-195　人曲精小管演化（3）

苏木素-伊红染色　×100

❶、❷、❸和❹示演化程度不同的曲精小管。

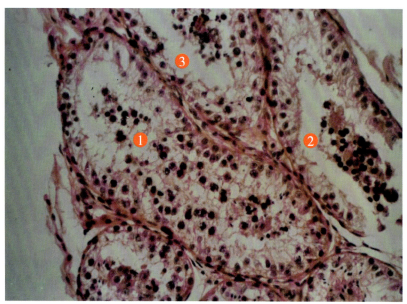

■ 图1-196　人曲精小管演化（4）

苏木素-伊红染色　×100

❶、❷和❸示随着演化，曲精小管生精上皮不同程度地剥脱。

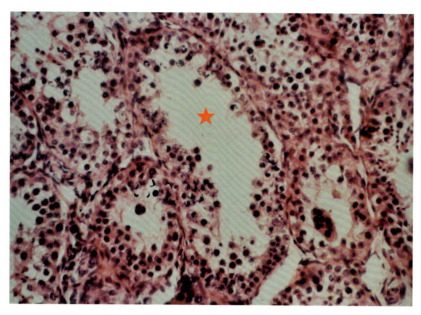

■ 图1-197　人曲精小管衰退（1）
苏木素-伊红染色　×100
★ 示生精上皮明显剥脱的曲精小管。

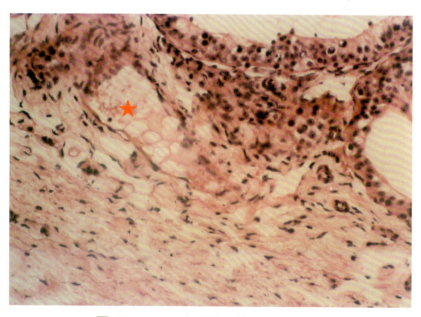

■ 图1-198　人曲精小管衰退（2）
苏木素-伊红染色　×100
★ 示生精上皮严重剥脱、溶解的曲精小管，仅留间质套层。

（二）生精上皮细胞组合模式

1. 生精上皮全序演化细胞组合模式 人生精上皮可见全序演化细胞组合模式（图1-199～图1-201）。

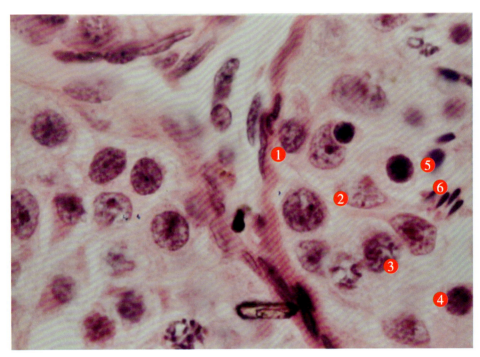

■ 图1-199 人生精上皮全序演化细胞组合模式（1）

苏木素-伊红染色 ×400

❶示精原细胞；❷示支持细胞；❸示初级精母细胞；❹示次级精母细胞；❺示精子细胞；❻示精子。

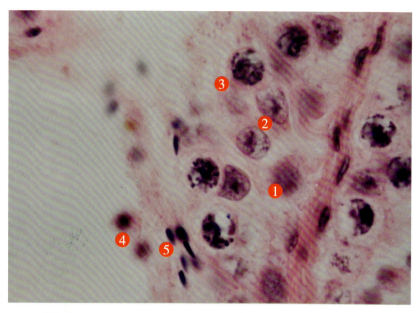

■ **图1-200　人生精上皮全序演化细胞组合模式（2）**
苏木素–伊红染色　×400
❶示精原细胞；❷示支持细胞；❸示初级精母细胞；❹示精子
细胞；❺示精子。

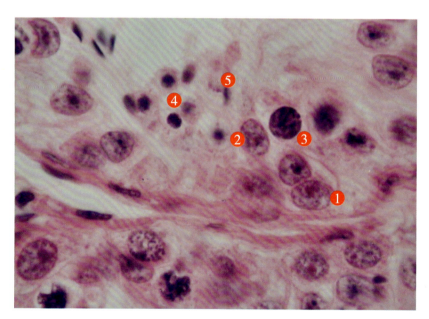

■ **图1-201　人生精上皮全序演化细胞组合模式（3）**
苏木素–伊红染色　×400
❶示精原细胞；❷示支持细胞；❸示初级精母细胞；❹示精子
细胞；❺示精子。

115

2. 生精上皮短序演化细胞组合模式　人生精上皮也可见不同类型的
细胞短序演化组合模式（图1-202～图1-205）。

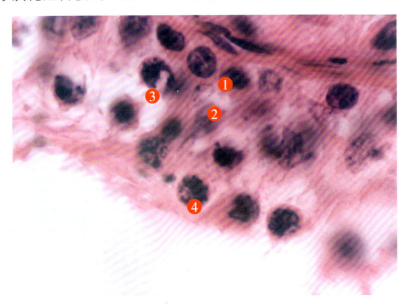

■ 图1-202　人生精上皮短序演化细胞组合模式（1）

苏木素-伊红染色　×400

❶示精原细胞；❷示支持细胞；❸示初级精母细胞；❹示次级精母细胞。

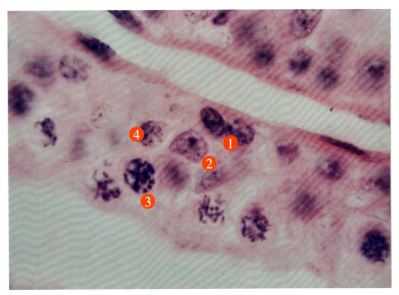

■ 图1-203　人生精上皮短序演化细胞组合模式（2）

苏木素-伊红染色　×400

❶示精原细胞；❷示支持细胞；❸示初级精母细胞；❹示次级精母细胞。

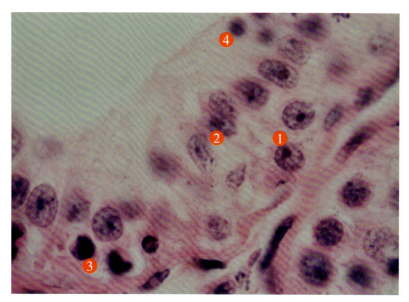

■ 图1-204　人生精上皮短序演化细胞组合模式（3）

苏木素−伊红染色　×400

❶示精原细胞；❷示支持细胞；❸示次级精母细胞；❹示精子细胞。

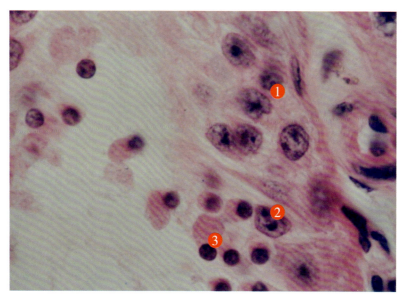

■ 图1-205　人生精上皮短序演化细胞组合模式（4）

苏木素−伊红染色　×400

❶示精原细胞；❷示支持细胞；❸示精子细胞。

3．生精上皮反序演化细胞组合模式　人生精上皮也可见不同类型的细胞反序演化组合模式（图1-206～图1-208）。

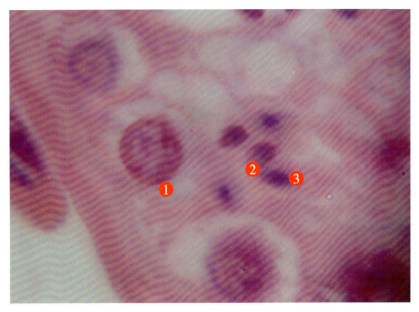

■ 图1-206 人生精上皮反序演化细胞组合模式（1）

苏木素-伊红染色 ×1 000

❶示精原细胞；❷示精子细胞；❸示精子。

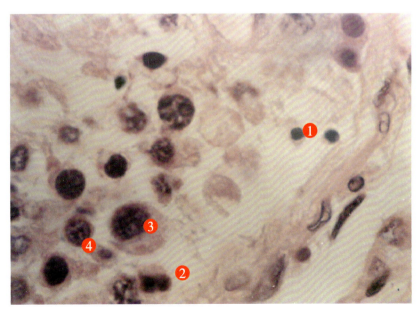

■ 图1-207 人生精上皮反序演化细胞组合模式（2）

苏木素-伊红染色 ×400

❶示精子细胞；❷示精子细胞直接分裂；❸示初级精母细胞；
❹示次级精母细胞。

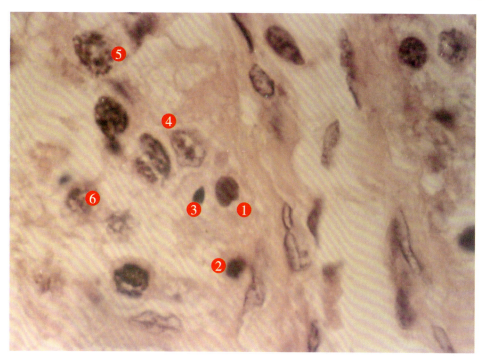

■ 图1-208　人生精上皮反序演化细胞组合模式（3）

苏木素-伊红染色　×400

❶示精原细胞；❷示精子细胞；❸示精子；❹示支持细胞；
❺示初级精母细胞；❻示次级精母细胞。

（三）生精细胞演化

1. 支持细胞演化　支持细胞是最重要的生精细胞，可直接分裂产生支持细胞（图1-209）、精原细胞（图1-210、图1-211）、初级精母细胞（图1-212～图1-218）、次级精母细胞（图1-219～图1-226）、精子细胞（图1-227～图1-232）和精子（图1-233～图1-236）；而精子是垂死的生精细胞核内生命大分子自组织而成的单倍生命体，是轻装的逃亡者。

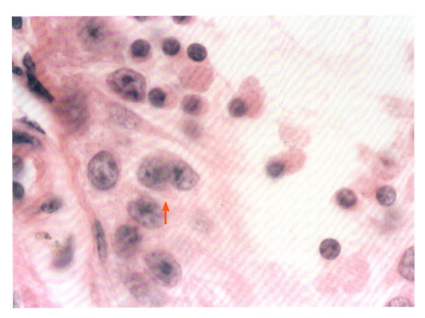

■ 图1-209　人支持细胞分裂产生支持细胞

苏木素-伊红染色　×400

↑ 示支持细胞直接分裂产生支持细胞。

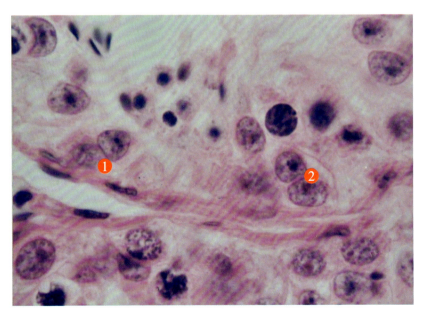

■ 图1-210　人支持细胞分裂产生精原细胞（1）

苏木素-伊红染色　×400

❶和❷示支持细胞直接分裂产生精原细胞。

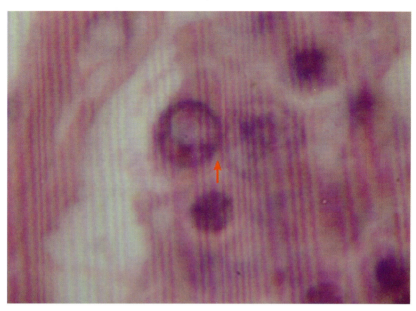

■ 1-211　人支持细胞分裂产生精原细胞（2）
苏木素-伊红染色　×1 000

↑ 示支持细胞直接分裂产生精原细胞。

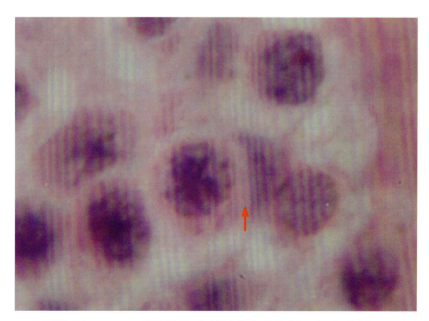

■ 图1-212　人支持细胞分裂产生初级精母细胞（1）
苏木素-伊红染色　×1 000

↑ 示支持细胞直接分裂产生初级精母细胞。

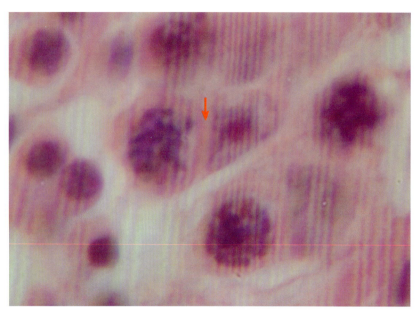

■ 图1-213　人支持细胞分裂产生初级精母细胞（2）
苏木素-伊红染色　×1 000
↓示支持细胞直接分裂产生初级精母细胞。

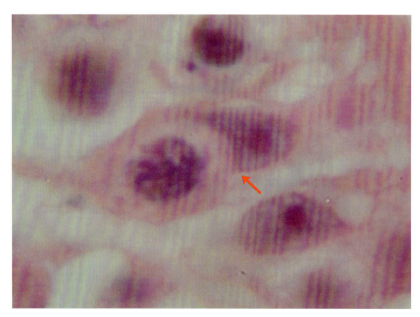

■ 图1-214　人支持细胞分裂产生初级精母细胞（3）
苏木素-伊红染色　×1 000
↖示支持细胞直接分裂产生初级精母细胞。

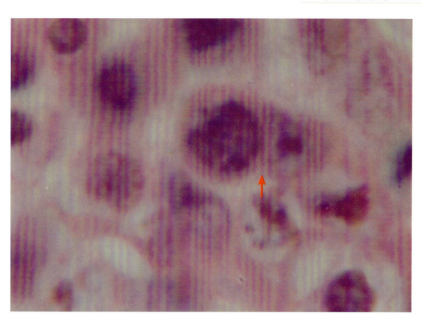

■ 1-215 人支持细胞分裂产生初级精母细胞（4）

苏木素-伊红染色 ×1 000

↑ 示支持细胞直接分裂产生初级精母细胞。

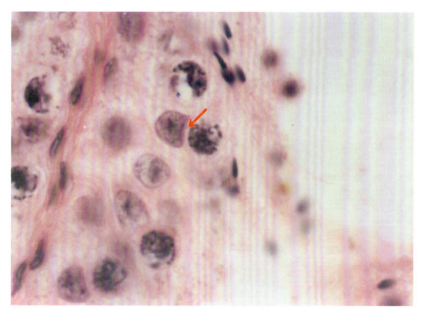

■ 图1-216 人支持细胞分裂产生初级精母细胞（5）

苏木素-伊红染色 ×400

↙ 示支持细胞直接分裂产生初级精母细胞。

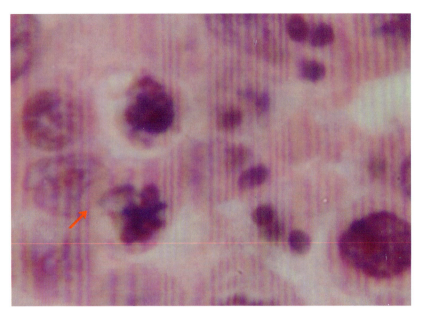

■ 图1-217 人支持细胞分裂产生初级精母细胞（6）
苏木素-伊红染色   ×1 000
↗ 示支持细胞直接分裂产生垂死初级精母细胞。

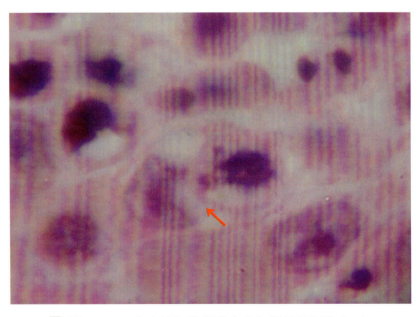

■ 图1-218 人支持细胞分裂产生初级精母细胞（7）
苏木素-伊红染色   ×1 000
↗ 示支持细胞直接分裂产生垂死初级精母细胞。

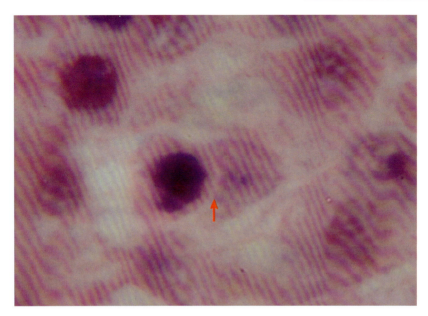

■ 图1-219　人支持细胞分裂产生次级精母细胞（1）

苏木素-伊红染色　×1 000

↑ 示支持细胞直接分裂产生次级精母细胞。

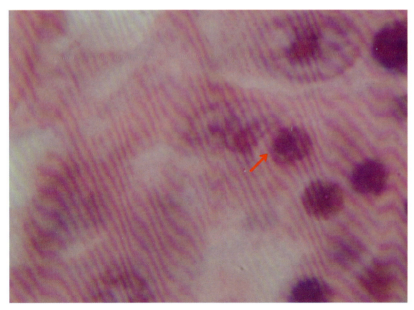

■ 图1-220　人支持细胞分裂产生次级精母细胞（2）

苏木素-伊红染色　×1 000

示支持细胞直接分裂产生次级精母细胞。

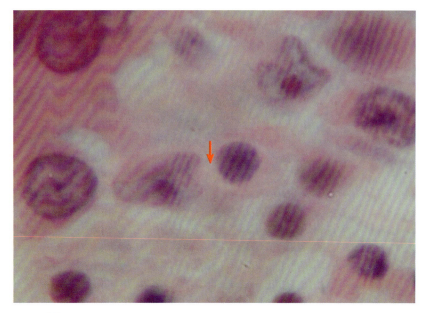

■ 图1-221　人支持细胞分裂产生次级精母细胞（3）

苏木素-伊红染色　×1 000

↓ 示支持细胞直接分裂产生次级精母细胞。

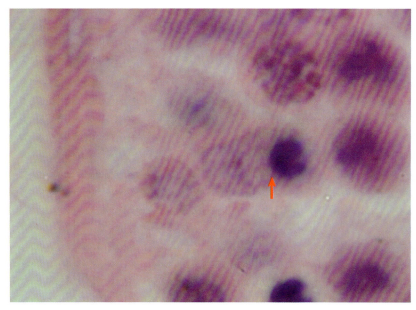

■ 图1-222　人支持细胞分裂产生次级精母细胞（4）

苏木素-伊红染色　×1 000

↑ 示支持细胞直接分裂产生次级精母细胞。

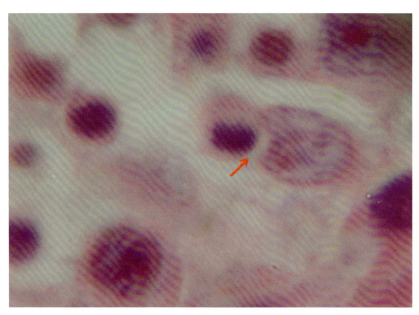

■ 图1-223　人支持细胞分裂产生次级精母细胞（5）

苏木素-伊红染色　×1 000

↗ 示支持细胞直接分裂产生次级精母细胞。

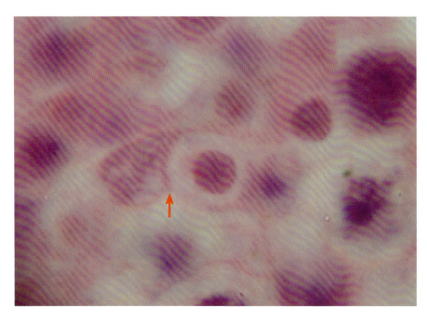

■ 图1-224　人支持细胞分裂产生次级精母细胞（6）

苏木素-伊红染色　×1 000

↑ 示支持细胞直接分裂产生高度透明的次级精母细胞。

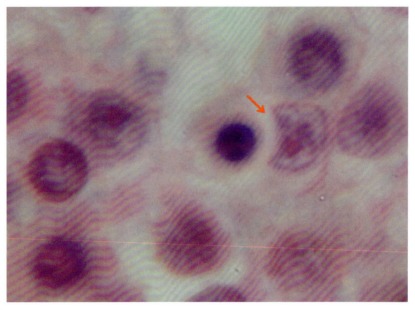

■ 图1-225　人支持细胞分裂产生次级精母细胞 （7）
苏木素–伊红染色　×1 000
示支持细胞直接分裂产生次级精母细胞。

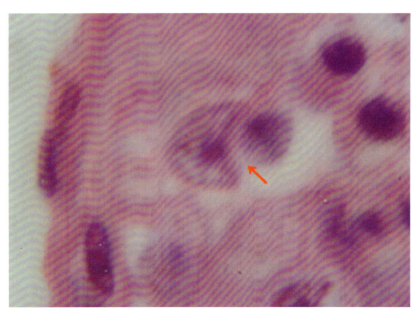

■ 图1-226　人支持细胞分裂产生次级精母细胞（8）
苏木素–伊红染色　×1 000
示支持细胞直接分裂产生次级精母细胞。

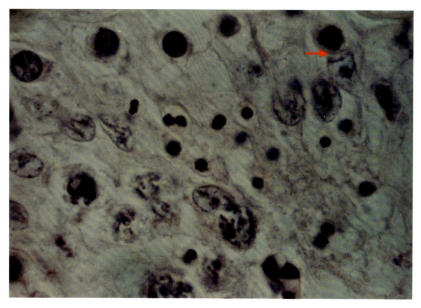

■ 图1-227　人支持细胞分裂产生精子细胞（1）

苏木素-伊红染色　×400

→ 示支持细胞直接分裂产生精子细胞。

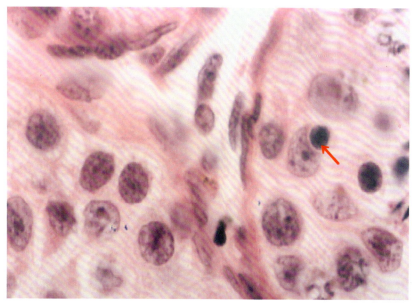

■ 图1-228　人支持细胞分裂产生精子细胞（2）

苏木素-伊红染色　×400

↖ 示支持细胞直接分裂产生精子细胞。

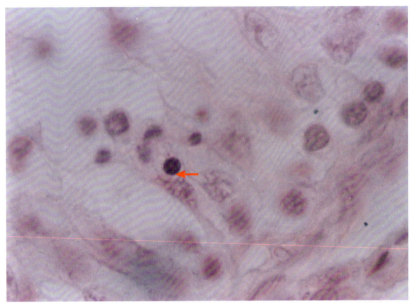

■ 图1-229　人支持细胞分裂产生精子细胞（3）

苏木素-伊红染色　×400

← 示支持细胞直接分裂产生较大的精子细胞。

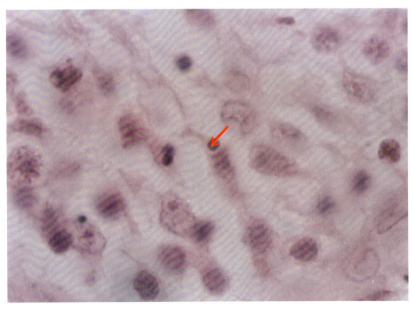

■ 图1-230　人支持细胞分裂产生精子细胞（4）

苏木素-伊红染色　×400

↙ 示支持细胞直接分裂产生较小的精子细胞。

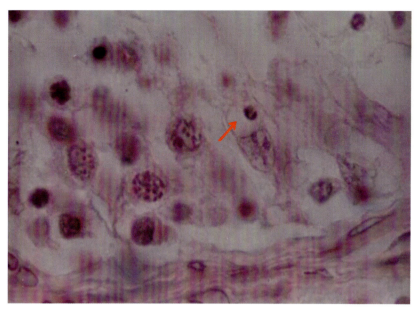

■ 图1-231　人支持细胞分裂产生精子细胞（5）

苏木素-伊红染色　×400

示支持细胞直接分裂产生透明化精子细胞。

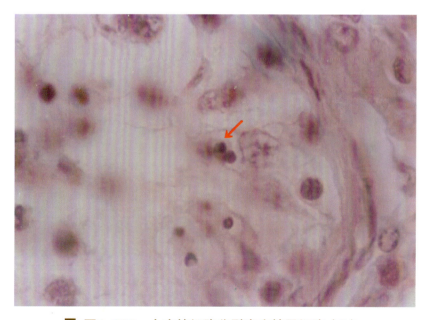

■ 图1-232　人支持细胞分裂产生精子细胞（6）

苏木素-伊红染色　×400

示支持细胞直接分裂产生双核透明化精子细胞。

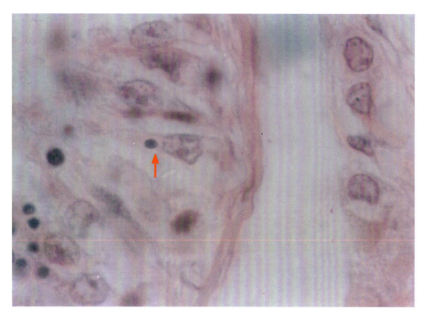

■ 图1-233　人支持细胞产生精子（1）

苏木素–伊红染色　×400

↑ 示支持细胞产生精子。

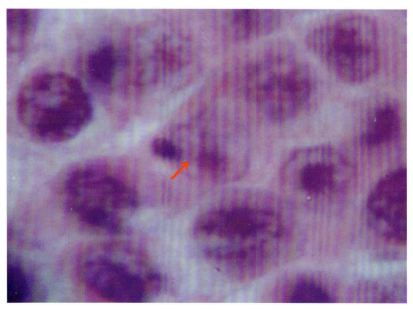

■ 图1-234　人支持细胞产生精子（2）

苏木素–伊红染色　×1 000

↗ 示支持细胞产生精子。

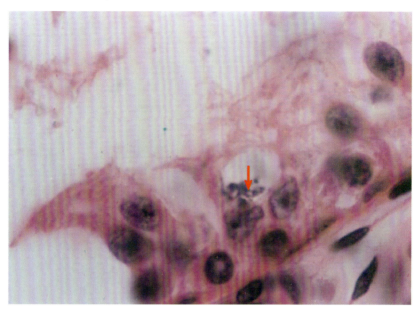

■ 图1-235　人支持细胞产生精子（3）

苏木素-伊红染色　×400

↓ 示支持细胞直接分裂产生精子。

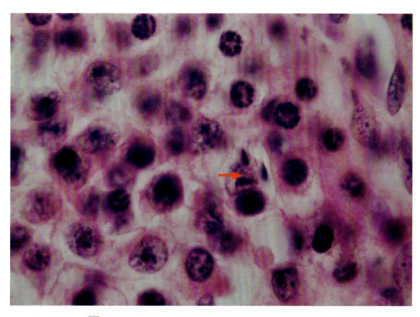

■ 图1-236　人支持细胞产生精子（4）

苏木素-伊红染色　×400

→ 示支持细胞产生精子。

2．精原细胞演化 精原细胞可对称性直接分裂复制（图1-237～图1-239），也可不对称直接分裂（图1-240、图1-241）。

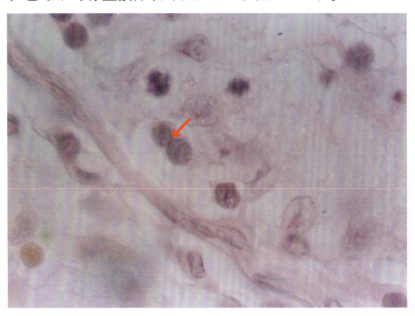

■ **图1-237　人精原细胞直接分裂（1）**
苏木素-伊红染色　×400
示精原细胞对称性直接分裂。

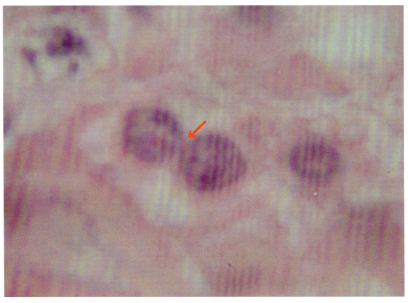

■ **图1-238　人精原细胞直接分裂（2）**
苏木素-伊红染色　×1 000
示精原细胞直接分裂。

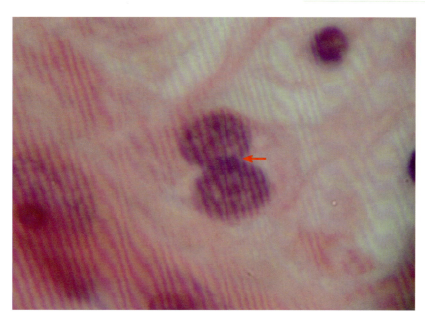

■ 图1-239　人精原细胞直接分裂（3）

苏木素-伊红染色　×1 000

← 示精原细胞直接分裂。

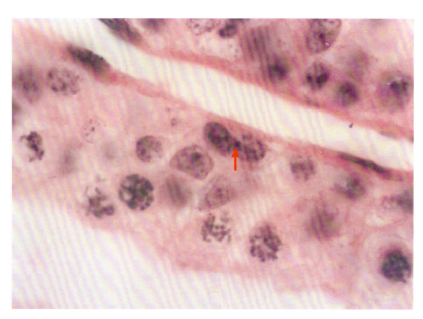

■ 图1-240　人精原细胞直接分裂（4）

苏木素-伊红染色　×400

↑ 示精原细胞不对称性直接分裂。

135

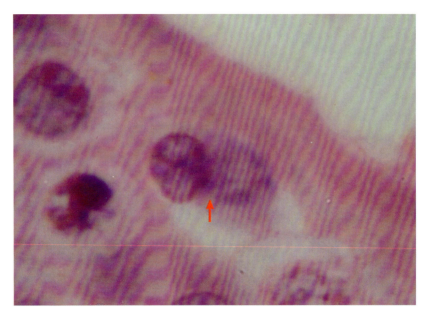

■ 图1-241　人精原细胞直接分裂（5）

苏木素-伊红染色　×1 000

↑ 示精原细胞不对称直接分裂。

3．初级精母细胞演化　初级精母细胞显示明显的垂死分裂象（图1-242～图1-244），初级精母细胞也可产生精子（图1-245）。

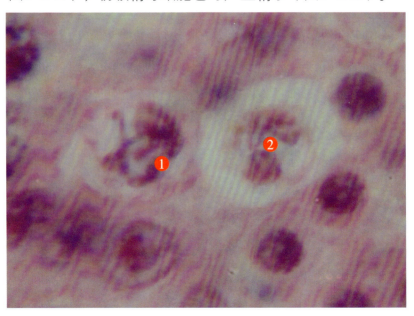

■ 图1-242　人初级精母细胞垂死分裂（1）

苏木素-伊红染色　×1 000

❶和❷示两个垂死分裂的初级精母细胞。

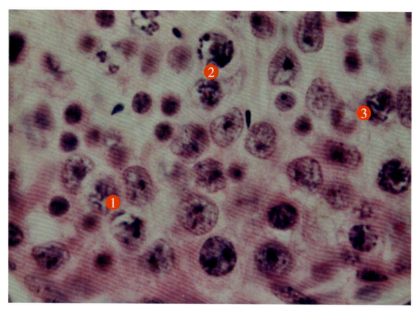

■ 图1-243　人初级精母细胞垂死分裂（2）

苏木素-伊红染色　×400

❶、❷和❸示三个垂死分裂的初级精母细胞。

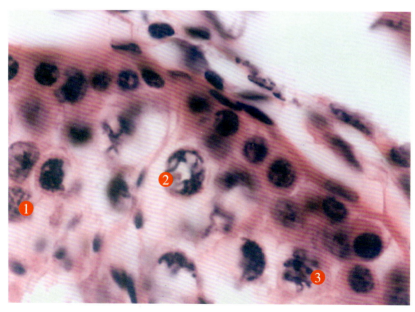

■ 图1-244　人初级精母细胞垂死分裂（3）

苏木素-伊红染色　×400

❶、❷和❸示三个垂死分裂的初级精母细胞。

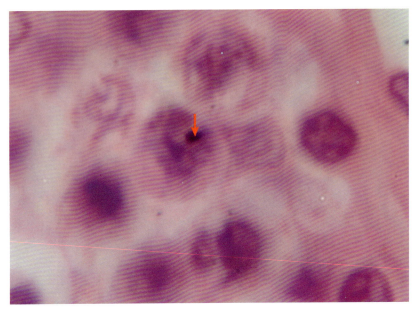

■ **图1-245　人初级精母细胞产生精子**

苏木素-伊红染色　×1 000

↓ 示初级精母细胞产生精子。

4. 次级精母细胞演化　次级精母细胞也可直接产生精子（图1-246、图1-247）。

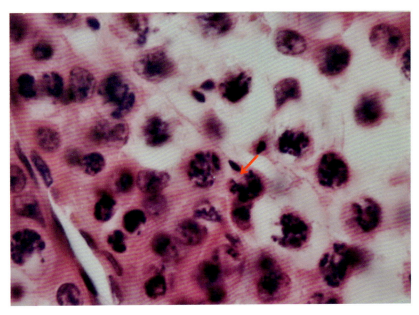

图1-246　人次级精母细胞产生精子（1）

苏木素-伊红染色 ×400

↙ 示次级精母细胞产生精子。

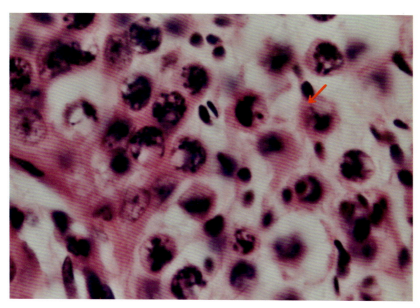

■ 图1-247　人次级精母细胞产生精子（2）

苏木素-伊红染色　×400

↙示次级精母细胞产生精子。

5．精子细胞演化　精子细胞也可直接分裂为二（图1-248～图1-251），精液中精子细胞还可进行分裂（图1-252、图1-253）。

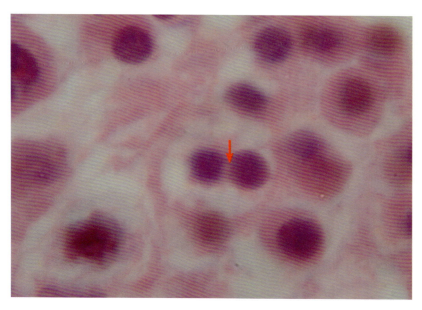

■ 图1-248　人精子细胞直接分裂（1）

苏木素-伊红染色　×1 000

↓示精子细胞直接分裂。

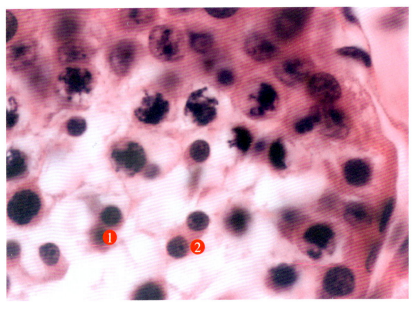

■ 图1-249　人精子细胞直接分裂（2）

苏木素-伊红染色　×400

❶和❷示精子细胞直接分裂。

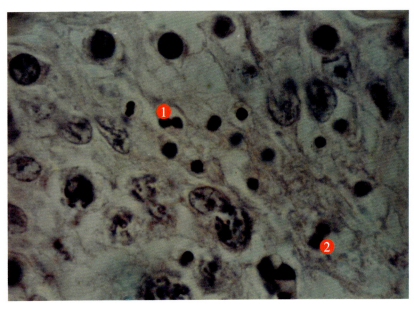

■ 图1-250　人精子细胞直接分裂（3）

苏木素-伊红染色　×400

❶和❷示精子细胞直接分裂。

140

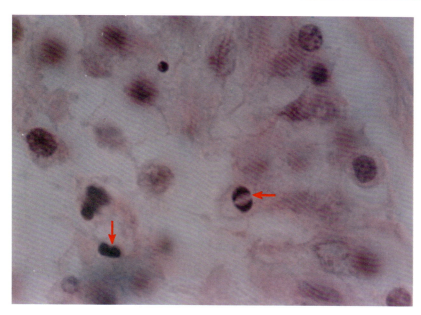

■ 图1-251　人精子细胞直接分裂（4）
苏木素-伊红染色　×400
↓ 和 ← 示精子细胞直接分裂。

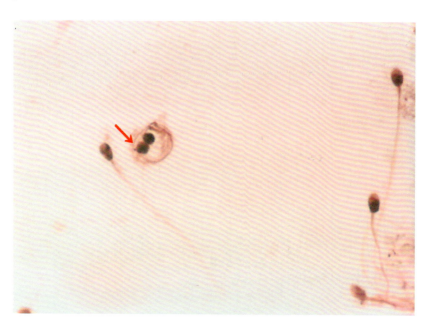

■ 图1-252　人精液中精子细胞分裂（1）
苏木素-伊红染色　×400
↘ 示精液中精子细胞直接分裂。

141

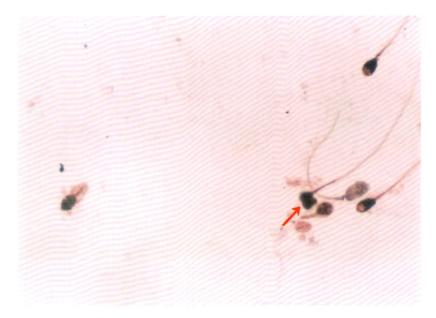

■ 图1-253　人精液中精子细胞分裂（2）

苏木素-伊红染色　×400

示精液中精子细胞分裂。

6. **精子形态发生**　人精子多以精子逃逸方式发生（图1-254）。

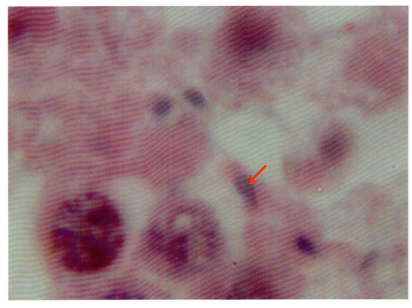

■ 图1-254　人精子逃逸

苏木素-伊红染色　×1 000

示精子逃逸。

（四）合胞体球演化

人曲精小管内常见合胞体球（图1-255），可以是次级精母细胞合胞体球（图1-256、图1-257），也可以是精子细胞合胞体球（图1-258～图1-260）。合胞体内精子细胞可形成精子（图1-261、图1-262），有时人生精上皮细胞可完全呈现为小克隆化（图1-263），而不是分层演化的生精上皮，反映出其返胚演化倾向。

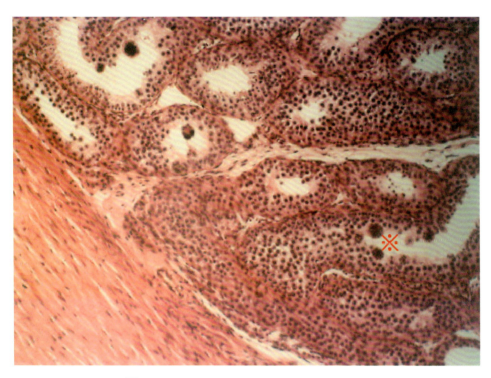

■ **图1-255　人合胞体球演化（1）**

苏木素-伊红染色　×50

※示曲精小管内合胞体球。

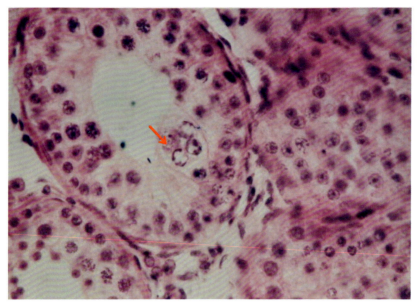

■ 图1-256　人合胞体球演化（2）

苏木素-伊红染色　×200

↙ 示次级精母细胞合胞体球。

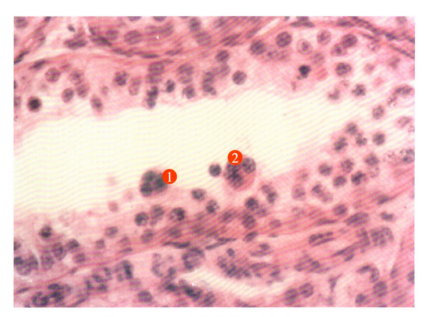

■ 图1-257　人合胞体球演化（3）

苏木素-伊红染色　×200

❶示较小精子细胞合胞体球；❷示较小的次级精母细胞合胞体球及其离散出的精子细胞。

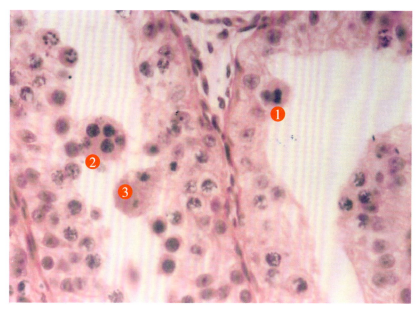

■ 图1-258　人合胞体球演化（4）

苏木素-伊红染色　×200

❶示较小的合胞体球；❷示较大的合胞体球；❸示退化的合胞体球。

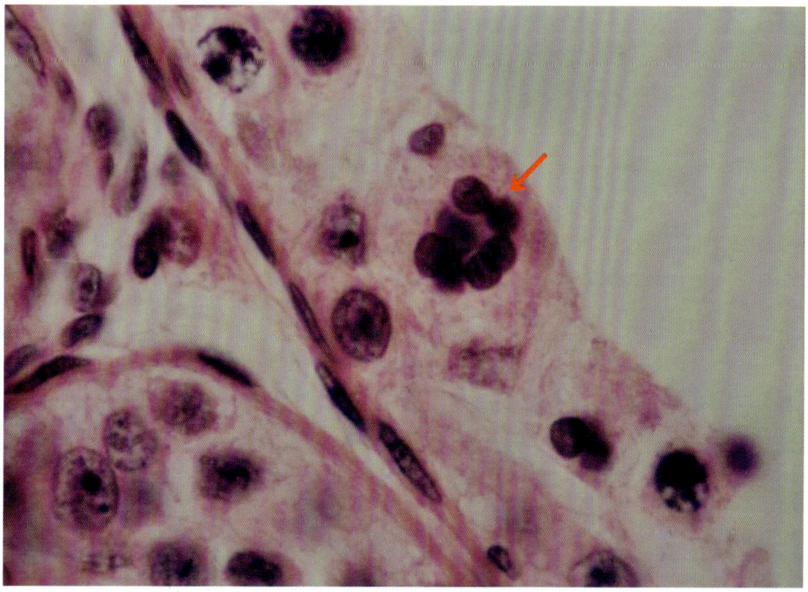

■ 图1-259　人合胞体球演化（5）

苏木素-伊红染色　×400

↙示较大的精子细胞合胞体球。

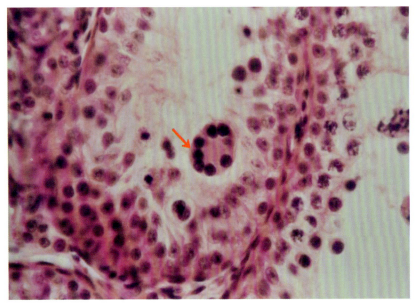

■ 图1-260　人合胞体球演化（6）

苏木素-伊红染色　×200

示较大的精子细胞合胞体球。

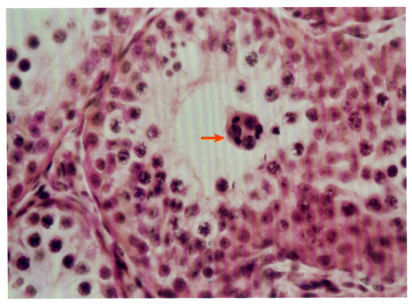

■ 图1-261　人合胞体球演化（7）

苏木素-伊红染色　×200

示较大的精子细胞合胞体球，其中有精子形成。

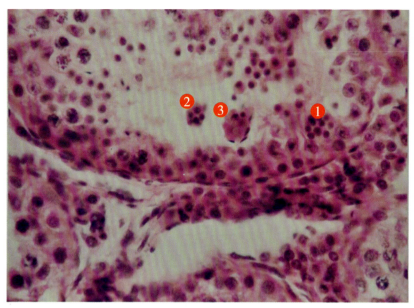

■ 图1-262　人合胞体球演化（8）

苏木素-伊红染色　×200

❶和❷示精子细胞合胞体球；❸示有精子形成的精子细胞合胞体球。

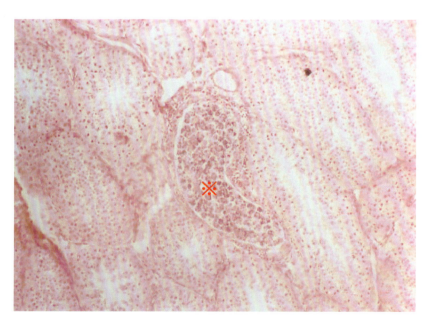

■ 图1-263　人生精细胞小克隆化

苏木素-伊红染色　×50

※示大量生精细胞小克隆化。

147

（五）生精细胞演化来源

人生精细胞演化多来源于睾丸间质源干细胞。睾丸间质源干细胞可见直接分裂象（图1-264）。可经过渡性细胞演化为成生精细胞、精原细胞（图1-265、图1-266），也可经透明化的过渡性细胞演化为成生精细胞、精原细胞，或成为支持细胞（图1-267～图1-271）。

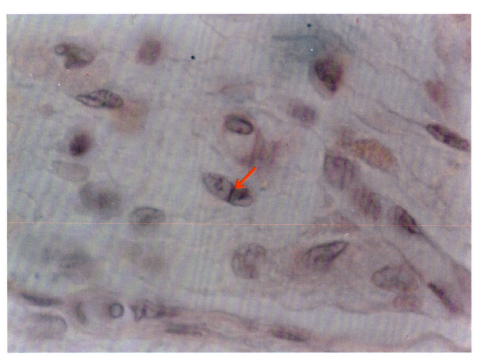

■ 图1-264　人睾丸间质源干细胞-生精细胞演化（1）

苏木素-伊红染色　×400

↙ 示间质源干细胞直接分裂。

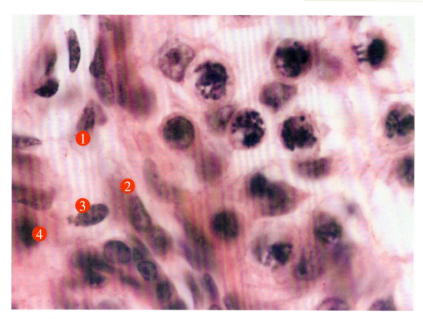

■ 图1-265　人睾丸间质源干细胞–生精细胞演化（2）
苏木素–伊红染色　×400
❶示间质源干细胞；❷示过渡性细胞；❸示成生精细胞；❹示精原细胞。

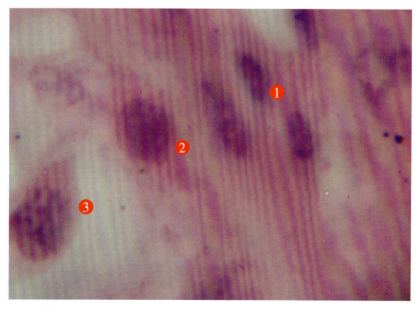

■ 图1-266　人睾丸间质源干细胞–生精细胞演化（3）
苏木素–伊红染色　×1 000
❶示间质源干细胞；❷示过渡性细胞；❸示精原细胞。

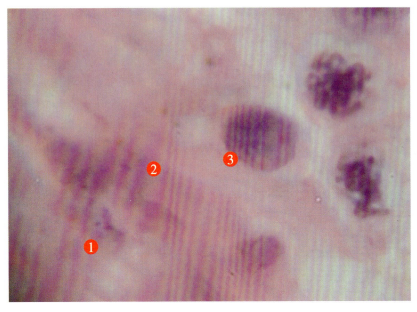

■ 图1-267 人睾丸间质源干细胞-生精细胞演化（4）
苏木素-伊红染色 ×1 000
❶示透明化间质源干细胞；❷示透明化过渡性细胞；❸示精原细胞。

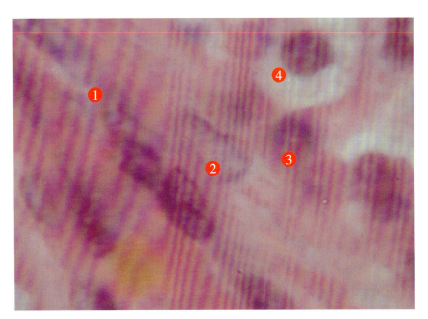

■ 图1-268 人睾丸间质源干细胞-生精细胞演化（5）
苏木素-伊红染色 ×1 000
❶示透明化间质源干细胞；❷示透明化过渡性细胞；❸示成生
精细胞；❹示精原细胞。

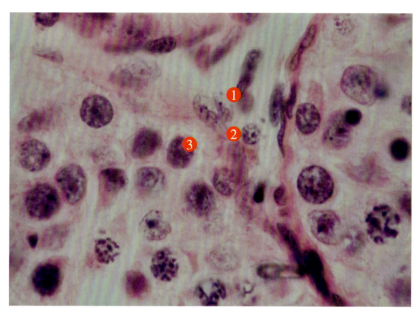

■ 图1-269　人睾丸间质源干细胞–生精细胞演化（6）

苏木素–伊红染色　×400

❶示间质源干细胞；❷示透明化过渡性细胞；❸示精原细胞。

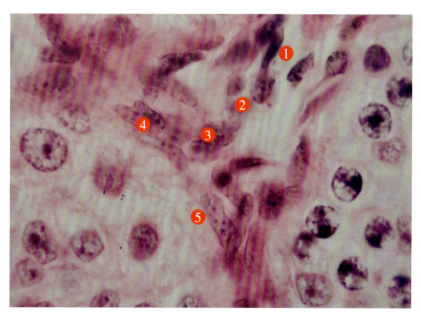

■ 图1-270　人睾丸间质源干细胞–生精细胞演化（7）

苏木素–伊红染色　×400

❶示间质源干细胞；❷示透明化间质源干细胞；❸示透明化过渡性细胞；❹示透明化成生精细胞；❺示支持细胞。

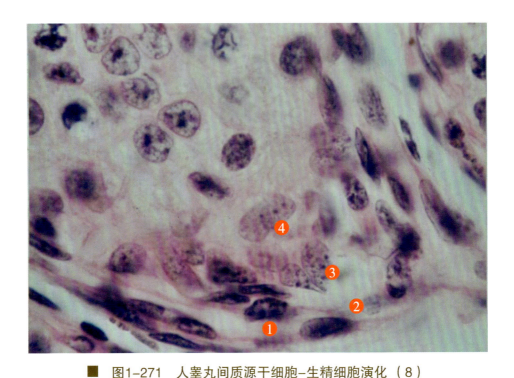

图1-271　人睾丸间质源干细胞–生精细胞演化（8）

苏木素–伊红染色　×400

❶示间质源干细胞；❷示透明化间质源干细胞；❸示透明化成
生精细胞；❹示支持细胞。

（六）睾丸间质细胞演化

睾丸间质细胞可来自间质源干细胞（图1-272），也可来自被膜源干
细胞（图1-273、图1-274），被膜下常见小神经束（图1-275），神经束
可经过渡性细胞演化形成睾丸间质细胞（图1-276、图1-277）。

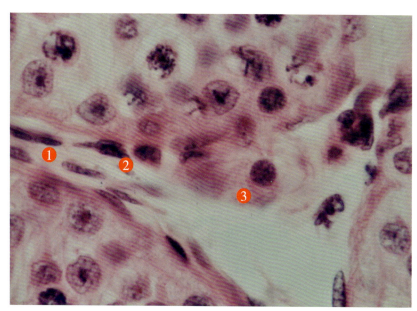

■ 图1-272　人间质源干细胞-睾丸间质细胞演化

苏木素-伊红染色　×400

❶示间质源干细胞；❷示过渡性细胞；❸示睾丸间质细胞。

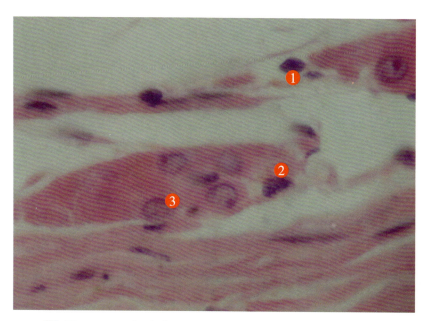

■ 图1-273　人被膜源干细胞-睾丸间质细胞演化（1）

苏木素-伊红染色　×400

❶示被膜源干细胞；❷示过渡性细胞；❸示睾丸间质细胞。

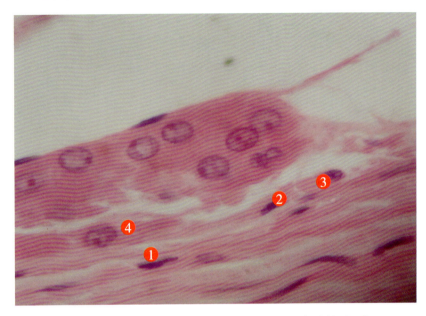

■ 图1-274　人被膜源干细胞-睾丸间质细胞演化（2）

苏木素-伊红染色　×400

❶示被膜源干细胞；❷和❸示逐步钝圆化的过渡性细胞；❹示
睾丸间质细胞。

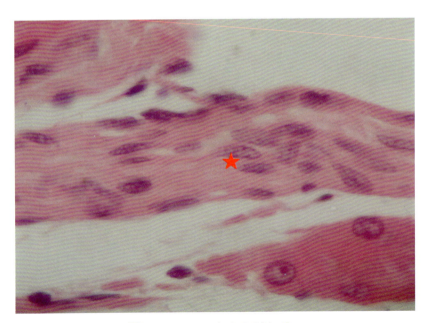

■ 图1-275　人睾丸神经束

苏木素-伊红染色　×400

★示睾丸被膜下小神经束。

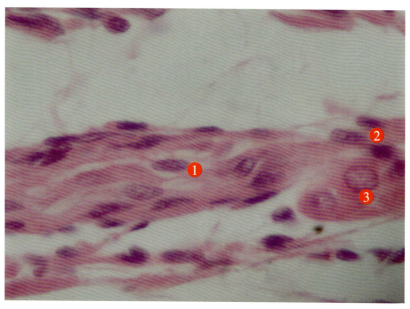

■ 图1-276　人神经束细胞-睾丸间质细胞演化（1）

苏木素-伊红染色　×400

❶示神经束细胞；❷示过渡性细胞；❸示睾丸间质细胞。

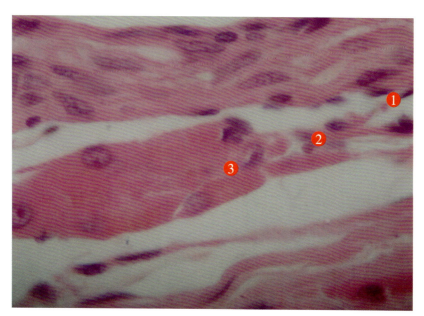

■ 图1-277　人神经束细胞-睾丸间质细胞演化（2）

苏木素-伊红染色　×400

❶示神经束衣细胞；❷示过渡性细胞；❸示睾丸间质细胞。

第二节　附睾组织动力学

一、人附睾组织动力学

人附睾与睾丸除通过睾丸网连通之外，不排除有管道直接相连通（图1-278）。

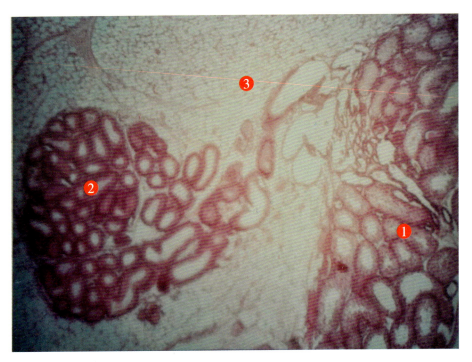

■ 图1-278　人睾丸与附睾
苏木素-伊红染色　×50
❶示睾丸；❷示附睾；❸示睾丸与附睾间的连通管道。

（一）睾丸输出小管组织动力学

睾丸输出小管的特点是上皮高低起伏（图1-279、图1-280），还常见上皮表层聚集体和上皮内空泡（图1-281），以及上皮大块脱落（图1-282、图1-283）。

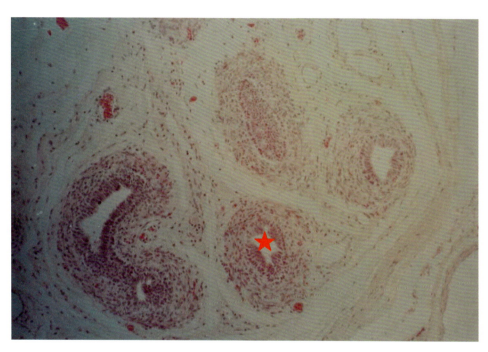

■ 图1-279　人睾丸输出小管演化（1）

苏木素-伊红染色　×100

★ 示睾丸输出小管。

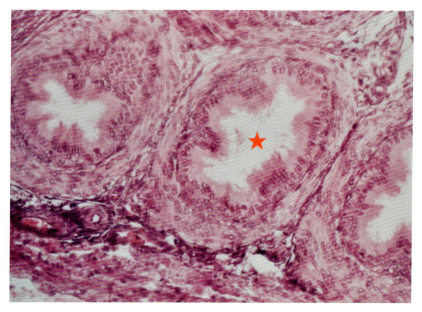

■ 1-280　人睾丸输出小管演化（2）

苏木素–伊红染色　×200

★ 示睾丸输出小管。

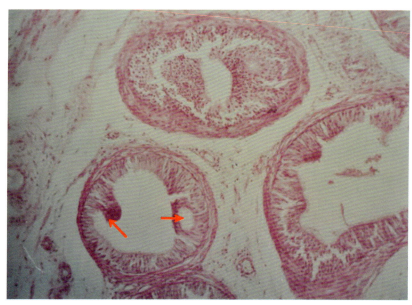

■ 图1-281　人睾丸输出小管演化（3）

苏木素–伊红染色　×100

↖ 示睾丸输出小管上皮表层聚集体。→ 示睾丸输出小管上皮内空泡。

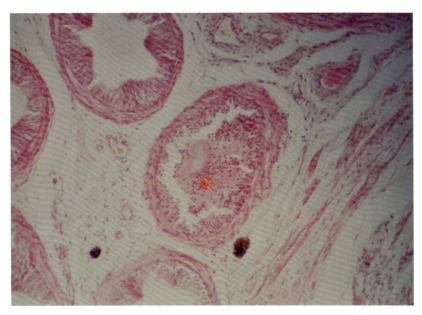

■ 图1-282　人睾丸输出小管演化（4）

苏木素-伊红染色　×100

※示睾丸输出小管上皮大块剥脱。

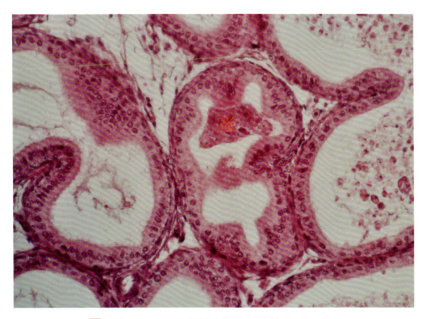

■ 图1-283　人睾丸输出小管演化（5）

苏木素-伊红染色　×200

※示睾丸输出小管上皮大块剥脱。

（二）附睾管组织动力学

近睾丸输出小管的附睾管保留输出小管部分特征，上皮高低不等（图1-284），也可见上皮内空泡（图1-285），附睾管内也可见脱落组织碎片及精子（图1-286~图1-288），但附睾管上皮突起更显著（图1-289），上皮表层有较大细胞聚集体，细胞聚集体脱落到附睾管腔内，离散形成精子（图1-290~图1-292），有时见脱落的上皮组织块内就含有精子（图1-293），在附睾管上皮上层可见待脱落的精子（图1-294）。

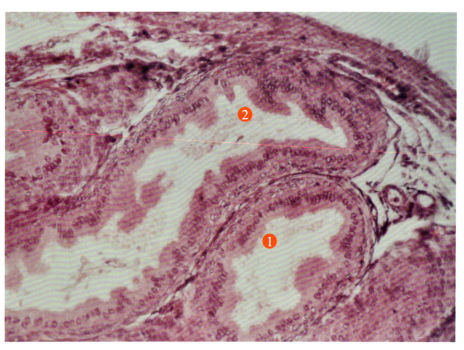

■ **图1-284 人附睾管演化（1）**
苏木素-伊红染色 ×100
❶和❷示近睾丸输出小管的附睾管保留输出小管部分特征。

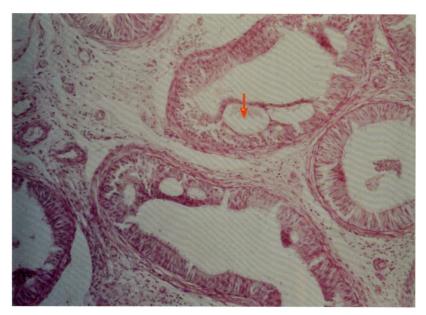

■ 图1-285   人附睾管演化（2）

苏木素-伊红染色   ×50

↓ 示附睾管上皮内空泡。

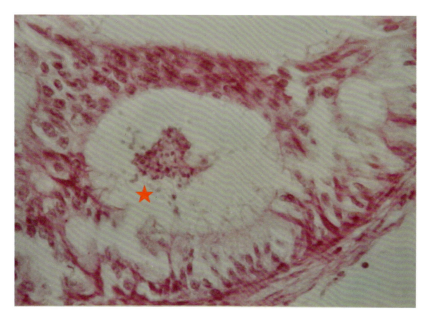

■ 图1-286   人附睾管演化（3）

苏木素-伊红染色   ×200

★ 示附睾管上皮内空泡及附睾管内脱落组织碎片。

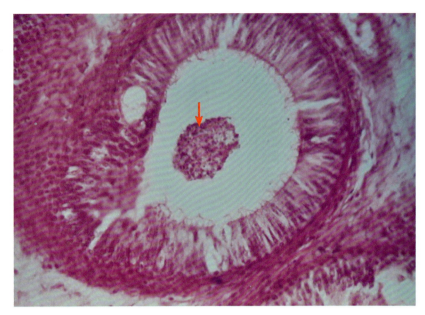

■ 图1-287　人附睾管演化（4）

苏木素-伊红染色　×100

↓示脱落到管腔内的附睾管上皮类精子细胞团聚体。

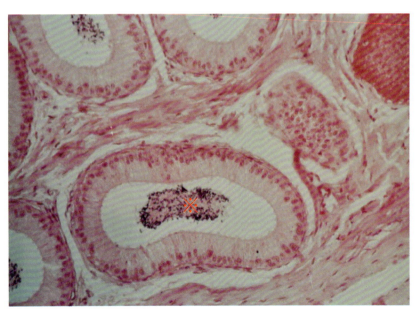

■ 图1-288　人附睾管演化（5）

苏木素-伊红染色　×100

※示附睾管腔内精子。

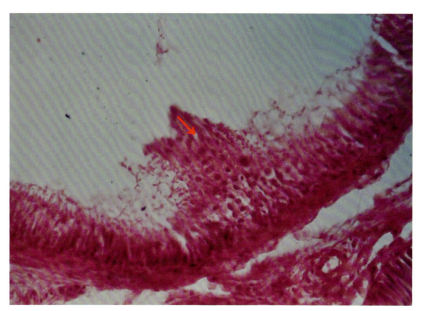

■ 图1-289　人附睾管演化（6）

苏木素-伊红染色　×200

↙ 示附睾管上皮突起。

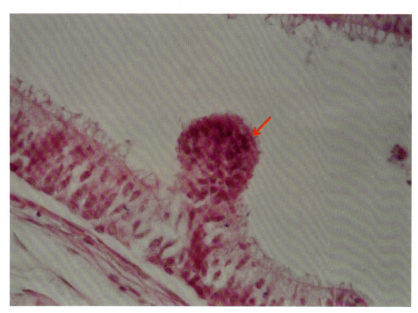

■ 图1-290　人附睾管演化（7）

苏木素-伊红染色　×200

↙ 示附睾管上皮类精子细胞团聚体。

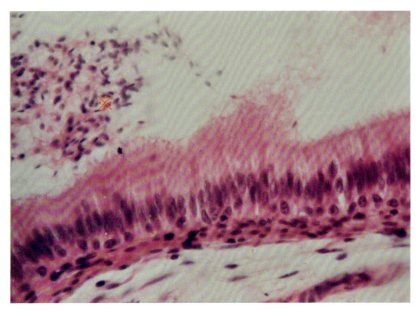

■ 图1-291　人附睾管演化（8）

苏木素-伊红染色　×200

※示脱落到管腔内的附睾管上皮类精子细胞团聚体离散形成类精子。

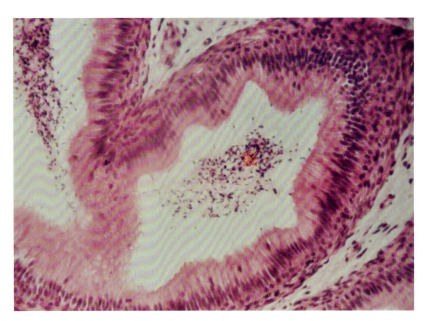

■ 图1-292　人附睾管演化（9）

苏木素-伊红染色　×100

※示脱落到管腔内的附睾管上皮类精子细胞团聚体离散。

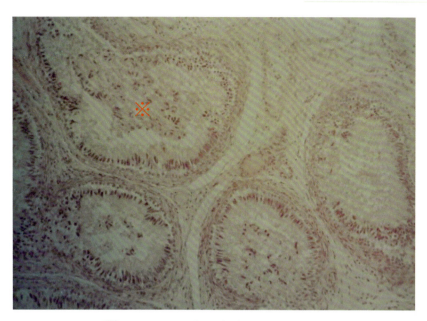

■ 图1-293　人附睾管演化（10）
苏木素-伊红染色　×50
※示附睾管内精子似由脱落到管腔内的附睾管上皮形成。

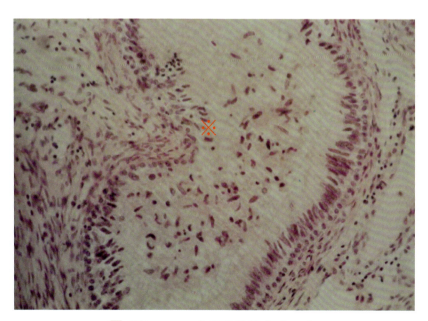

■ 图1-294　人附睾管演化（11）
苏木素-伊红染色　×100
※示附睾管上皮源精子散落到管腔内。

二、兔附睾组织动力学

（一）附睾管组织动力学

兔附睾管上皮细胞有时呈多层排列，类似生精上皮样外观（图1-295～图1-298）。兔附睾管上皮顶层更多见细胞聚集体（图1-299～图1-302）。细胞聚集体可延长并分支（图1-303），聚集体顶端可脱落（图1-304），上皮内空泡长大也促使其顶层细胞脱落（图1-305），有时也可见大块上皮直接剥脱（图1-306）。

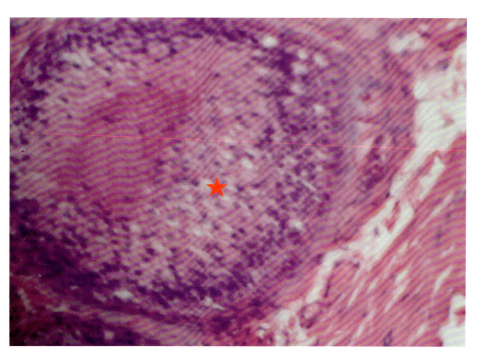

■ 图1-295 兔附睾管上皮多样性（1）
苏木素-伊红染色 ×100
★示附睾内由类曲精小管细胞组合的附睾管。

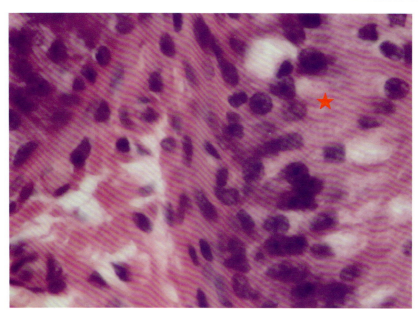

■ 图1-296　兔附睾管上皮多样性（2）
苏木素-伊红染色　×400
★示类生精上皮细胞组合的附睾管上皮。

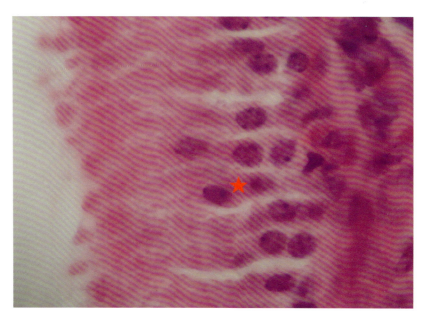

■ 图1-297　兔附睾管上皮多样性（3）
苏木素-伊红染色　×400
★示类生精上皮细胞组合的附睾管上皮。

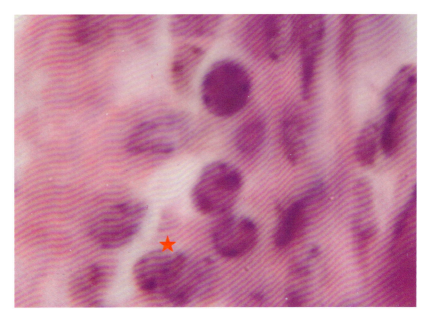

■ 图1-298　兔附睾管上皮多样性（4）

苏木素-伊红染色　×1 000

★示类生精上皮细胞组合的附睾管上皮。

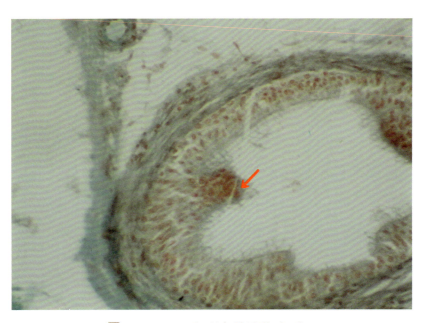

■ 图1-299　兔附睾管演化（1）

铁苏木素染色　×100

↙示兔附睾管上皮细胞表层团聚体。

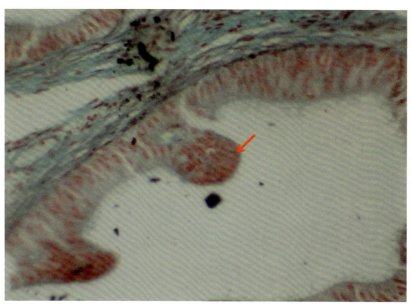

■ 图1-300　兔附睾管演化（2）

铁苏木素染色　×100

示兔附睾管上皮细胞表层团聚体。

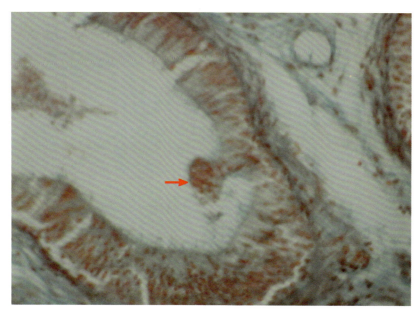

■ 图1-301　兔附睾管演化（3）

铁苏木素染色　×100

示兔附睾管上皮细胞表层团聚体更加突出。

169

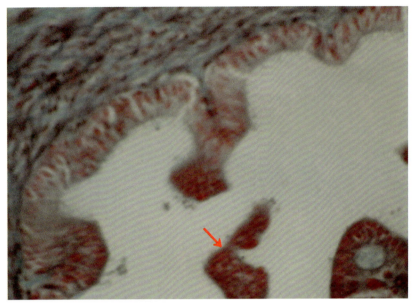

■ 图1-302 兔附睾管演化（4）

铁苏木素染色 ×100

➘ 示兔附睾管上皮细胞表层团聚体更加突出。

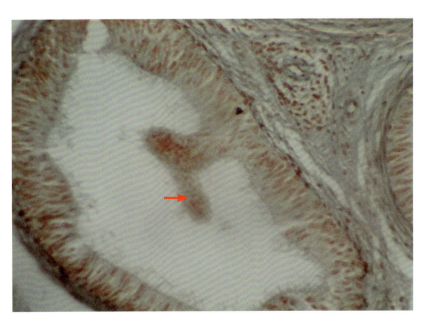

■ 图1-303 兔附睾管演化（5）

铁苏木素染色 ×100

➙ 示兔附睾管上皮细胞表层团聚体更加突出并分叉。

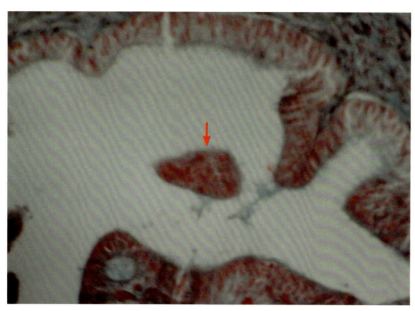

■ 图1-304　兔附睾管演化（6）

铁苏木素染色　×100

↓ 示脱落的附睾管上皮细胞表层团聚体。

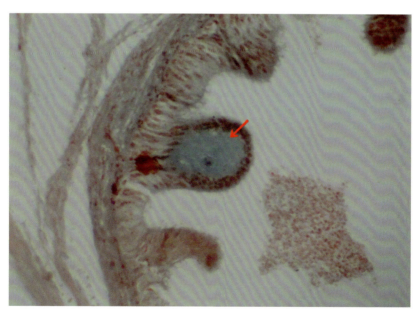

■ 图1-305　兔附睾管演化（7）

铁苏木素染色　×100

↙ 示附睾管上皮内小泡导致表层细胞剥脱。

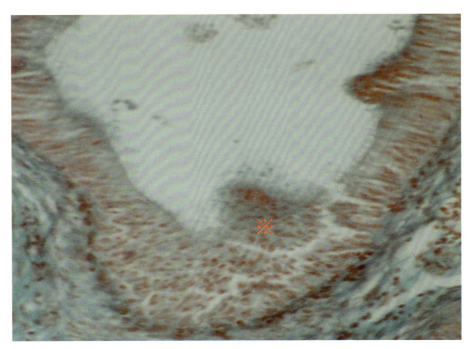

■ 图1-306　兔附睾管演化（8）
铁苏木素染色　×100
※示附睾管上皮表层细胞大块剥离。

（二）附睾源精子发生

以不同方式脱落到附睾管腔内的附睾管上皮组织可离散成为精子（图1-307）。兔附睾管内精子形态发生主要为精子核月牙形式，可呈单月牙形（图1-308～图1-311），而多重月牙形式更多见（图1-312～图1-315）。

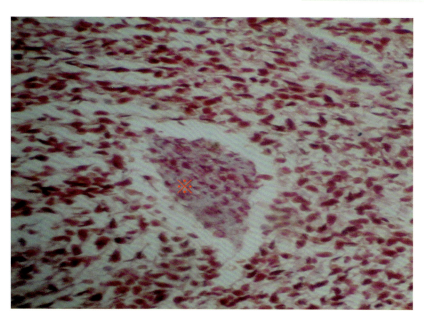

■ 图1-307　兔附睾精子发生（1）

Masson染色　×200

※示尚未离散的剥脱附睾管上皮组织块。

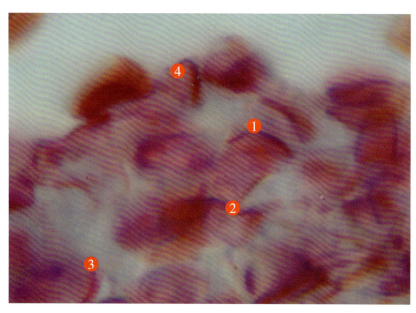

■ 图1-308　兔附睾精子发生（2）

Masson染色　×1 000

❶、❷、❸和❹示精子核月牙式精子发生。

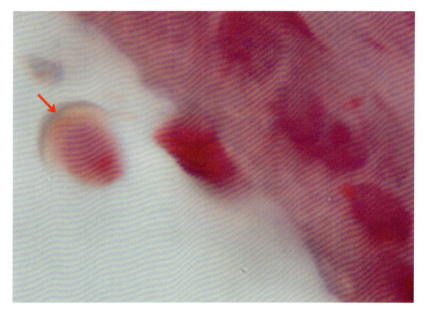

■ 图1-309　兔附睾精子发生（3）

Masson染色　×1 000

示单精子核月牙式精子发生。

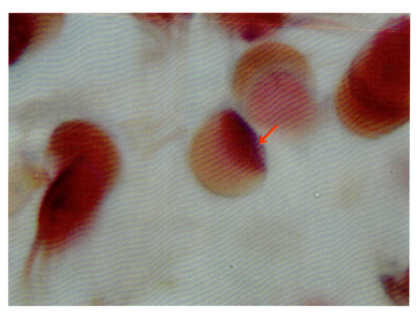

■ 图1-310　兔附睾精子发生（4）

Masson染色　×1 000

示单精子核月牙式精子发生。

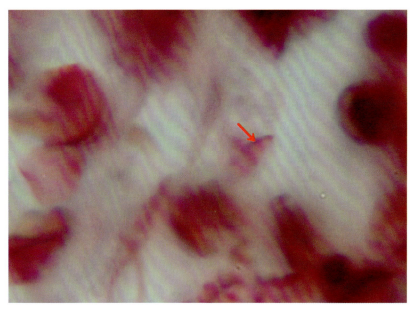

■ 图1-311　兔附睾精子发生（5）

Masson染色　×1 000

↘ 示单精子核月牙式精子发生。

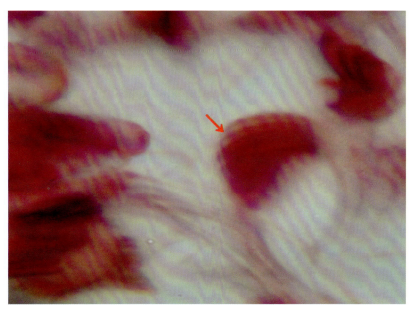

■ 图1-312　兔附睾精子发生（6）

Masson染色　×1 000

↘ 示多重精子核月牙式精子发生。

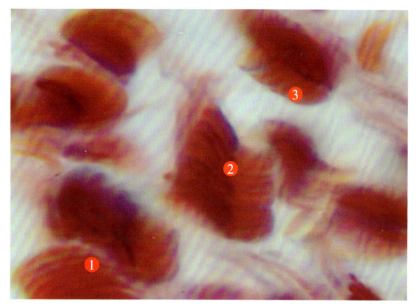

■ 图1-313 兔附睾精子发生（7）

Masson染色 ×1 000

❶、❷和❸示多重精子核月牙式精子发生。

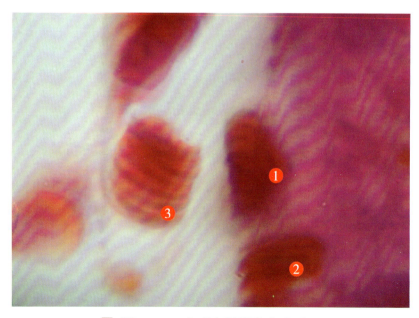

■ 图1-314 兔附睾精子发生（8）

Masson染色 ×1 000

❶和❷示附睾管上皮表层多重精子核月牙式精子发生；❸示脱离上皮的多重精子核月牙式精子发生。

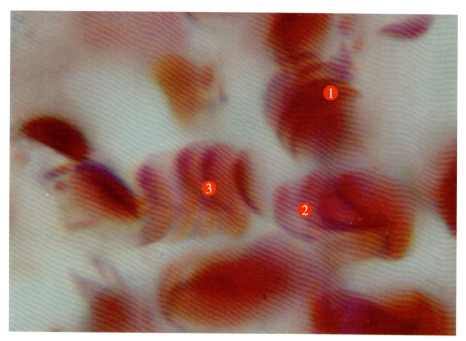

图1-315　兔附睾精子发生（9）

Masson染色　×1 000

❶、❷和❸示逐渐离散的多重精子核月牙式精子发生。

（三）附睾管上皮演化来源

附睾间质干细胞可直接分裂（图1-316），也可经过渡性细胞、成上皮细胞演化形成附睾管上皮细胞（图1-317、图1-318）。

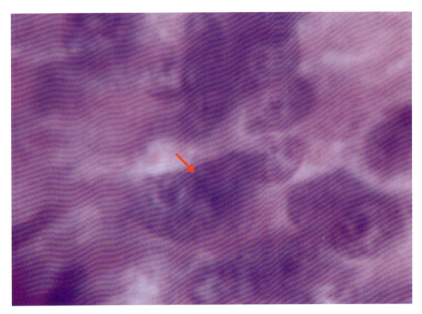

■ 图1-316　兔附睾间质源干细胞

苏木素-伊红染色　×1 000

↘示附睾间质干细胞直接分裂。

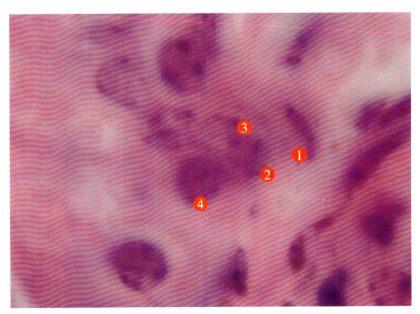

■ 图1-317　兔附睾管上皮演化来源（1）

苏木素-伊红染色　×1 000

❶示间质干细胞；❷示过渡性细胞；❸示成上皮细胞；❹示附
睾管上皮基底细胞。

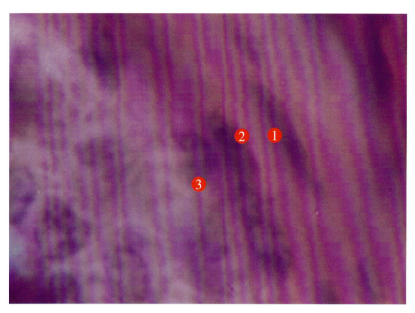

■ 图1-318　兔附睾管上皮演化来源（2）

苏木素-伊红染色　×1 000

❶示透明化的间质干细胞；❷示过渡性细胞；❸示透明的附睾管上皮基底细胞。

　　睾丸曲精小管纵向来源于睾丸网、直精小管，横向来源于睾丸间质干细胞、肌样干细胞。生精上皮细胞反序演化组合模式提示生精上皮的复杂性。生精上皮中支持细胞是重要的生精细胞，其直接分裂可产生各种生精细胞，生精细胞生存的微环境严酷，多种生精细胞处于濒危状态，包括垂死分裂，精子是垂死细胞核内生命大分子自组织形成的单倍生命体，可由多种生精细胞产生。睾丸间质细胞可由睾丸间质干细胞、肌样干细胞及血管源干细胞演化而来。人和兔的附睾管中均可见附睾管源精子发生。

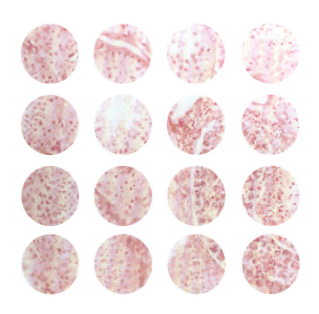

第二章
雌性生殖系统组织动力学

本章重点描述卵巢和子宫组织动力学过程。

第一节 卵巢组织动力学

一、猫卵巢组织动力学

（一）卵巢表面上皮细胞的演化

1. 卵巢表面上皮细胞的多形性 猫卵巢表面上皮形态多种多样，可见扁平上皮（图2-1）、立方上皮（图2-2、图2-3）、柱状上皮（图2-3、图2-4）、二列上皮（图2-5）到多列上皮（图2-6）。

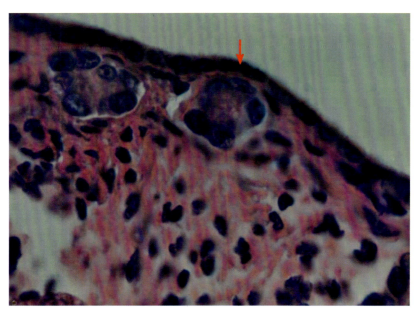

■ 图2-1 猫卵巢表面上皮多形性（1）

苏木素-伊红染色 ×400

↓ 示猫卵巢表面扁平上皮。

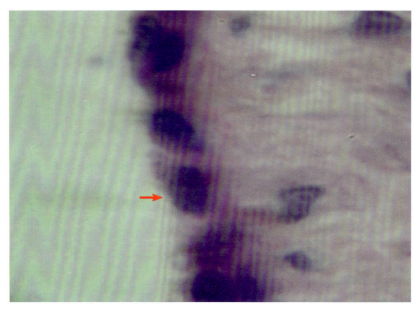

■ 图2-2 猫卵巢表面上皮多形性（2）
苏木素-伊红染色 ×1 000
→ 示猫卵巢表面立方上皮。

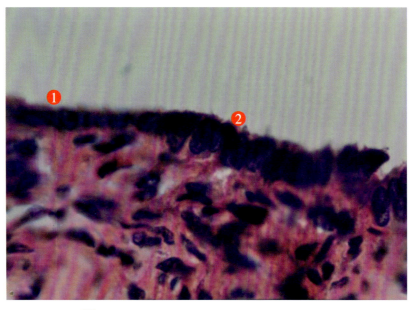

■ 图2-3 猫卵巢表面上皮多形性（3）
苏木素-伊红染色 ×400
❶示单层立方上皮；❷示单层柱状上皮。

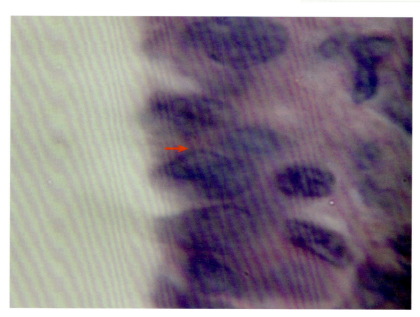

■ 图2-4 猫卵巢表面上皮多形性（4）

苏木素-伊红染色 ×1 000

→ 示拥挤的柱状上皮。

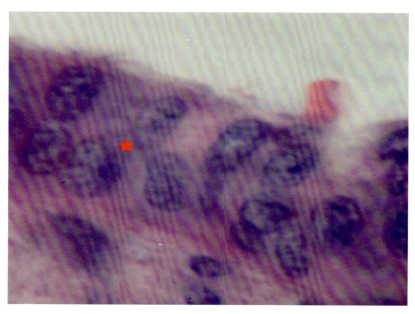

■ 图2-5 猫卵巢表面上皮多形性（5）

苏木素-伊红染色 ×1 000

★ 示猫卵巢表面二列上皮。

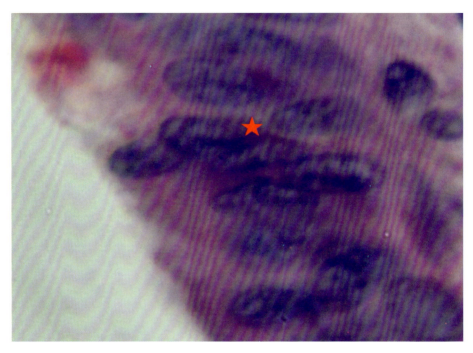

■ 图2-6　猫卵巢表面上皮多形性（6）

苏木素-伊红染色　×1 000

★ 示猫卵巢表面多列上皮。

2. 卵巢表面上皮细胞的演化　卵巢表面上皮细胞可单个下陷或群体凹陷演化形成其他细胞、结构。

（1）表面上皮细胞单个下陷　表面上皮细胞可单个下陷（图2-7、图2-8），下陷细胞可直接分裂（图2-9），下迁成为卵巢基质细胞，少数下迁细胞激变为卵圆细胞（图2-10）。

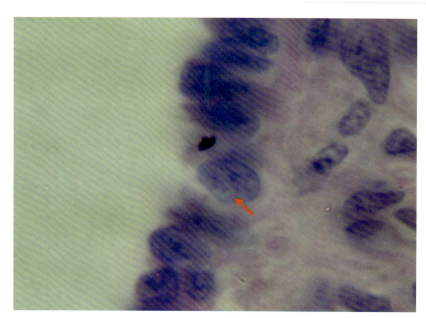

■ **图2-7 猫卵巢表面上皮演生结构**

苏木素-伊红染色 ×1 000

↖ 示激变的猫卵巢表面上皮细胞。

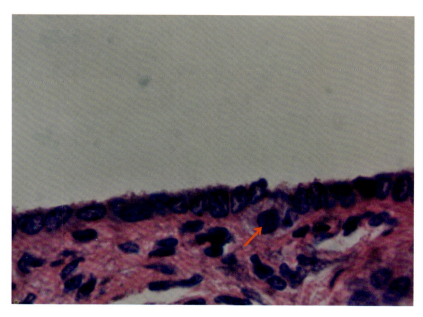

■ **图2-8 猫卵细胞演化**

苏木素-伊红染色 ×400

↗ 示将脱离表面上皮的激变细胞。

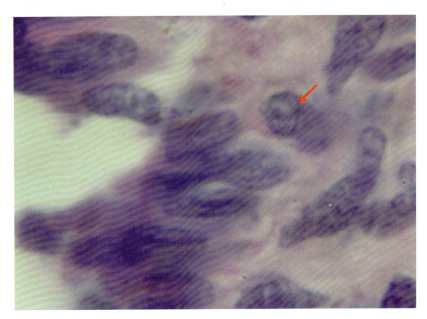

■ **图2-9 猫卵巢表面上皮演化**

苏木素-伊红染色 ×1 000

示猫卵巢表面上皮下干细胞直接分裂。

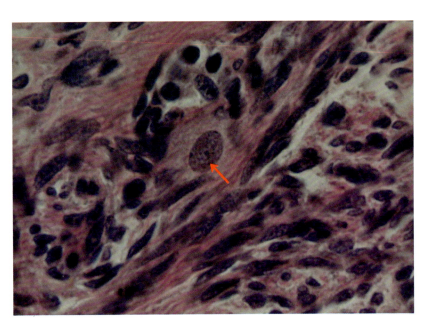

■ **图2-10 猫卵细胞及卵泡演化**

苏木素-伊红染色 ×400

示裸露的激变细胞。

（2）上皮凹陷与泡状结构形成

1）卵巢表面上皮凹陷　卵巢表面上皮间断出现多个细胞向下凹陷（图2-11～图2-13）。

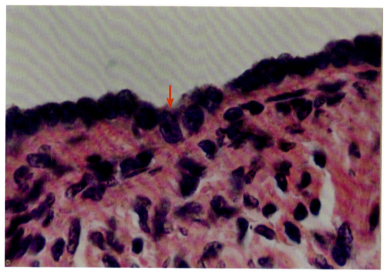

■ 图2-11　猫卵巢表面上皮凹陷（1）

苏木素-伊红染色　×400

↓ 示猫卵巢表面上皮凹陷。

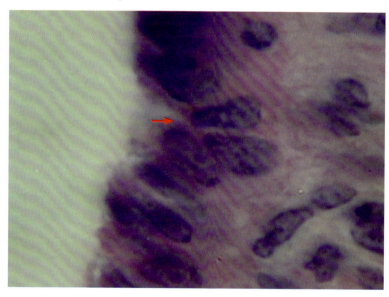

■ 图2-12　猫卵巢表面上皮凹陷（2）

苏木素-伊红染色　×1 000

→ 示猫卵巢表面上皮凹陷。

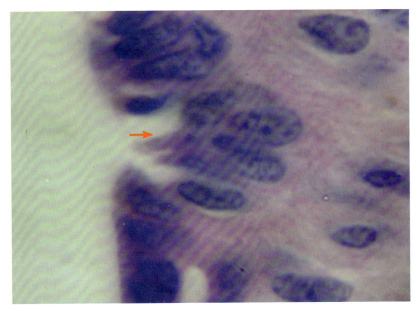

■ 图2-13　猫卵巢表面上皮凹陷（3）

苏木素-伊红染色　×1 000

→ 示猫卵巢表面上皮凹陷。

2）泡状结构形成　脱离上皮的下陷细胞围成泡状结构，并逐渐长大、中空成腔（图2-14～图2-17）。

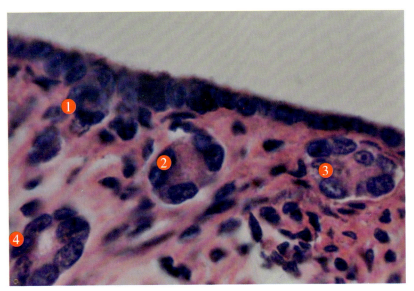

■ 图2-14　猫卵巢表面上皮衍生泡状结构（1）

苏木素-伊红染色　×400

❶、❷、❸和❹示逐渐生长并下移的表面上皮下陷形成的泡状结构。

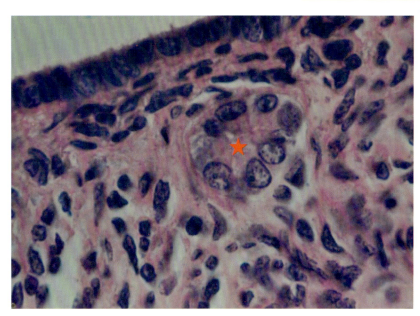

■ 图2-15　猫卵巢表面上皮衍生泡状结构（2）

苏木素-伊红染色　×400

★示猫卵巢表面上皮衍生泡状结构逐渐生长、下陷。

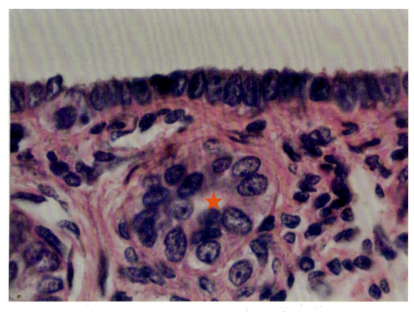

■ 图2-16　猫卵巢表面上皮衍生泡状结构（3）

苏木素-伊红染色　×400

★示猫卵巢表面上皮衍生泡状结构逐渐生长、下陷。

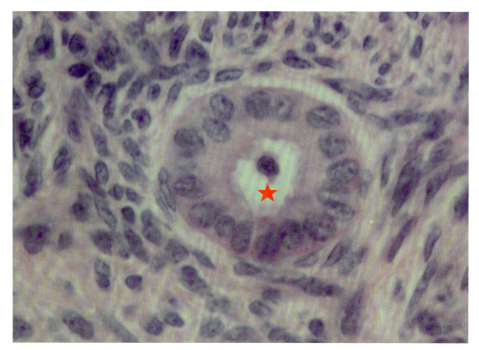

■ 图2-17　猫卵巢表面上皮衍生泡状结构（4）

苏木素–伊红染色　×400

★示猫卵巢表面上皮衍生泡状结构及其腔内演化顿挫细胞。

（二）卵泡形成与演化

1. 卵泡形成　卵泡有卵原细胞招募和泡状结构演变两种形成方式。

（1）卵原细胞招募形成卵泡　由下陷的表面上皮细胞激变形成的卵原细胞具有招募能力，不断诱导吸引卵巢基质细胞到自己周围（图2-18～图2-20），逐渐形成原始卵泡（图2-21～图2-23），有时可见双卵原细胞（图2-24）和多卵原细胞原始卵泡（图2-25、图2-26），少数继续多卵卵泡演化，大多数通过竞争或离散成为单卵卵泡（图2-27）。

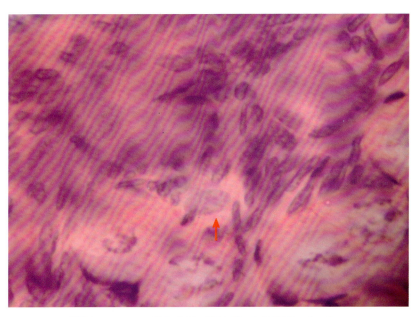

■ 图2-18 猫卵原细胞招募形成卵泡（1）

苏木素–伊红染色 ×400

↑ 示开始招募的激变卵原细胞。

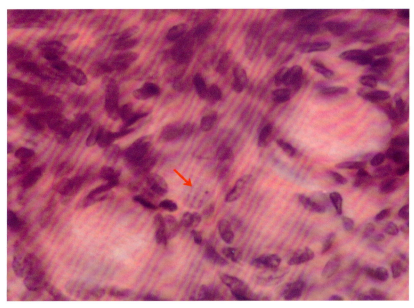

■ 图2-19 猫卵原细胞招募形成卵泡（2）

苏木素–伊红染色 ×400

↘ 示招募中的卵原细胞。

191

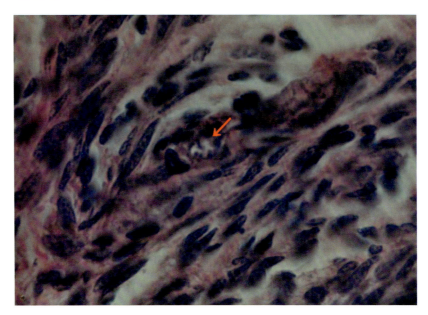

■ **图2-20　猫卵原细胞招募形成卵泡（3）**

苏木素-伊红染色　×400

示招募中的卵原细胞。

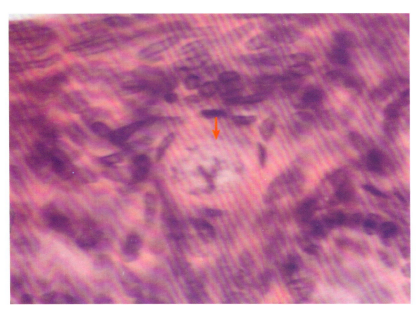

■ **图2-21　猫卵原细胞招募形成卵泡（4）**

苏木素-伊红染色　×400

示原始卵泡。

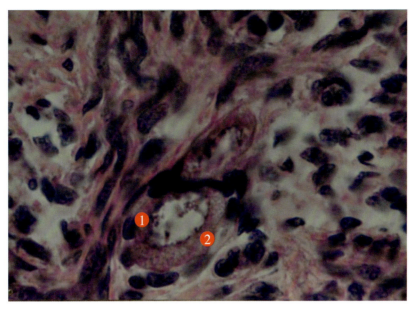

■ 图2-22　猫卵原细胞招募形成卵泡（5）
苏木素-伊红染色　×400
❶示招募中的卵细胞；❷示原始卵泡。

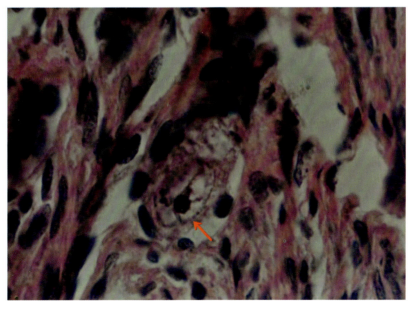

■ 图2-23　猫原始卵泡
苏木素-伊红染色　×400
↖示原始卵泡。

193

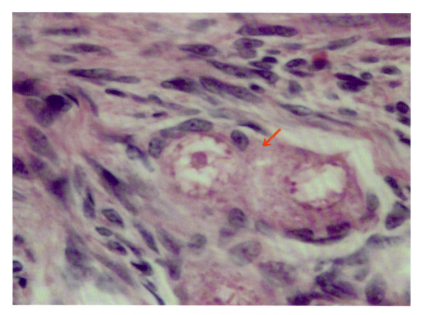

■ 图2-24 猫双联体原始卵泡

苏木素–伊红染色 ×400

↙ 示双联体原始卵泡。

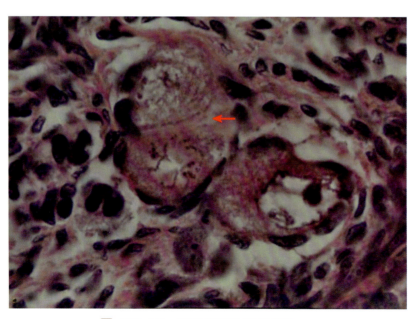

■ 图2-25 猫双卵细胞原始卵泡

苏木素–伊红染色 ×400

← 示双卵细胞原始卵泡。

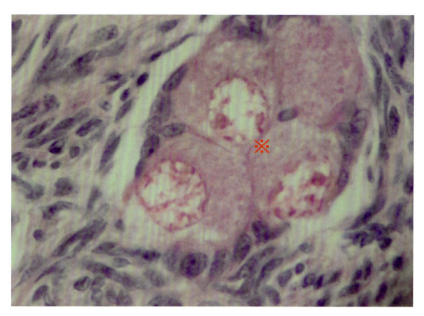

■ 图2-26 猫四联体原始卵泡

苏木素-伊红染色 ×400

※示四联体原始卵泡。

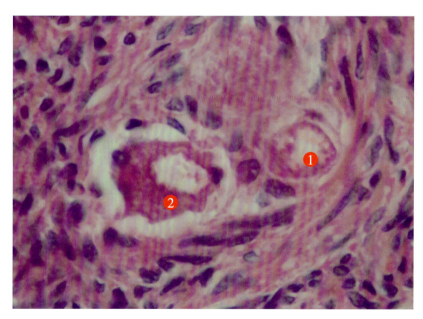

■ 图2-27 猫卵细胞及卵泡演化

苏木素-伊红染色 ×400

❶示招募中的卵细胞；❷示即将闭锁的原始卵泡。

（2）泡状结构形成卵泡　有些表面上皮凹陷形成的泡状结构内包围有初步演化的细胞（图2-28），两个激变细胞（图2-29、图2-30），或多个激变细胞（图2-31、图2-32），被包围的某个细胞完成激变后有可能成为卵原细胞，但这种概率很小。

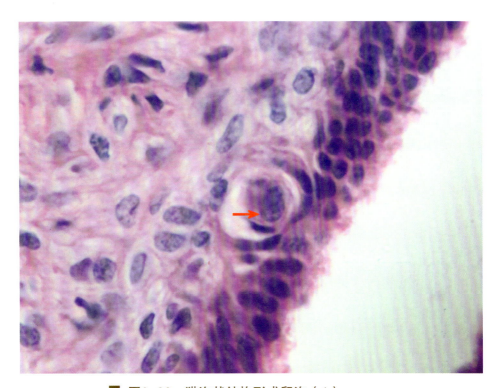

■ 图2-28　猫泡状结构形成卵泡（1）

苏木素-伊红染色　×400

→ 示脱离表面上皮包围激变细胞的泡状结构。

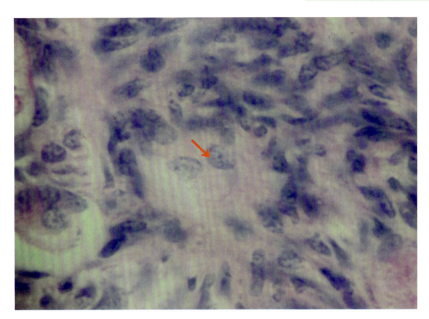

■ 图2-29　猫泡状结构形成卵泡（2）

苏木素–伊红染色　×400

↘ 示受包围的两个激变细胞。

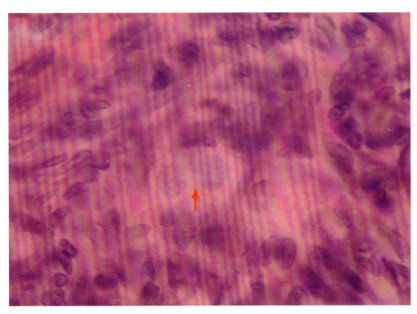

■ 图2-30　猫泡状结构形成卵泡（3）

苏木素–伊红染色　×400

↑ 示受包围的两个激变细胞。

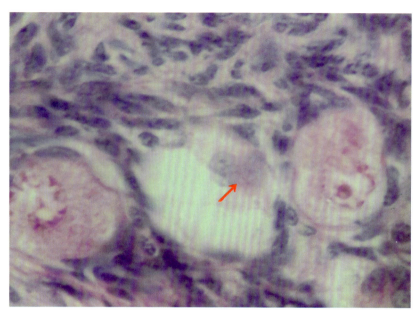

■ 图2-31 猫泡状结构形成卵泡（4）

苏木素-伊红染色 ×400

↗ 示受包围的激变细胞团。

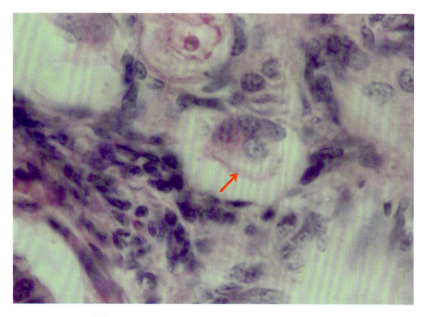

■ 图2-32 猫泡状结构形成卵泡（5）

苏木素-伊红染色 ×400

↗ 示受包围的激变细胞团。

2. **卵泡演化**　包围在原始卵泡内的卵细胞生存条件逐渐严酷，常出现核变形（图2-33）及濒危分裂（图2-34、图2-35），大部分死亡致卵泡闭锁，少数继续发育成为初级卵泡（图2-36），其中又有极少数继续长大成为更大的初级卵泡（图2-37、图2-38），大部分在不同阶段闭锁（图2-39）。可见，能发育成熟而排卵的是极少数，是经历长时间严酷生存环境最后冲破牢笼的幸存逃生者，与轻装的精子相比，其外有透明带与放射冠，犹如还带有枷锁与护从。

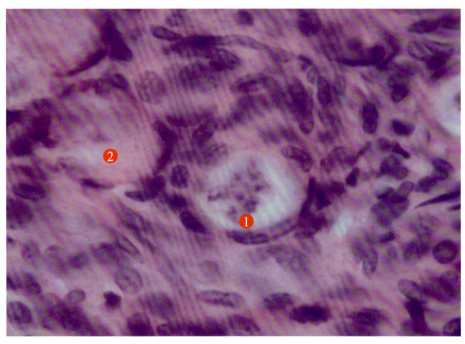

■ **图2-33　猫原始卵泡闭锁（1）**
苏木素–伊红染色　×400
❶示濒危卵细胞核变形；❷示卵细胞溶解。

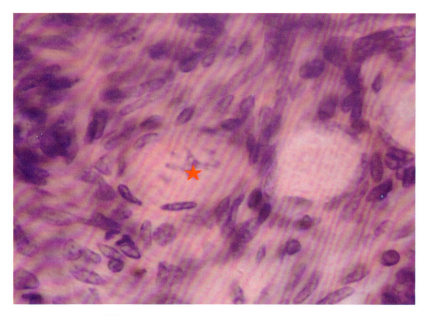

■ 图2-34　猫原始卵泡闭锁（2）

苏木素–伊红染色　×400

★ 示闭锁原始卵泡，濒危卵细胞垂死分裂。

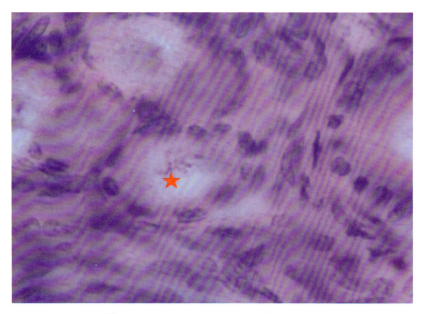

■ 图2-35　猫原始卵泡闭锁（3）

苏木素–伊红染色　×400

★ 示闭锁原始卵泡，濒危卵细胞垂死分裂。

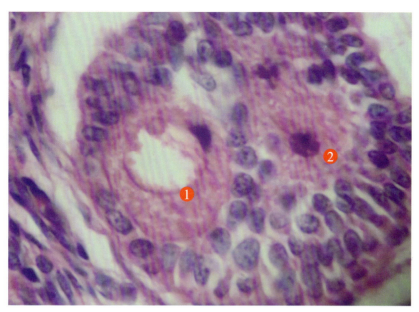

■ 图2-36　猫初级卵泡（1）

苏木素-伊红染色　×400

❶示初级卵泡；❷示闭锁的初级卵泡。

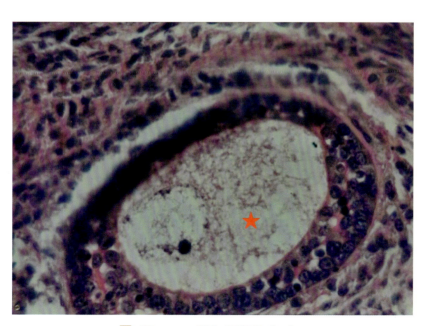

■ 图2-37　猫初级卵泡（2）

苏木素-伊红染色　×200

★示较大的初级卵泡。

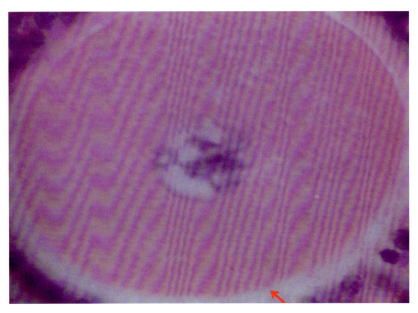

■ 图2-38　猫初级卵泡（3）
　　苏木素-伊红染色　×400
示更大的初级卵泡卵细胞。

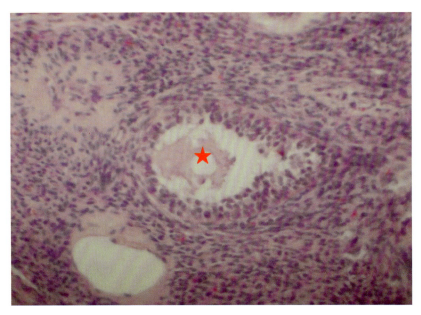

■ 图2-39　猫初级卵泡闭锁
　　苏木素-伊红染色　×100
★示闭锁的初级卵泡。

（三）卵巢基质细胞演化

卵巢基质细胞除可参与卵泡形成之外，还可逐渐嗜酸化成为黄体细胞（图2-40～图2-43），其中膜黄体细胞是粒黄体细胞的前体细胞，其间还可有过渡性黄体细胞（图2-44～图2-47）。

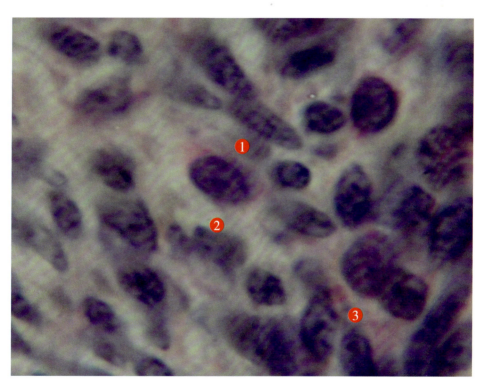

■ 图2-40　猫卵巢基质细胞演化（1）

苏木素-伊红染色　×1 000

❶示梭形卵巢基质细胞；❷示胞质嗜酸性的卵圆形卵巢基质细胞；❸示胞质嗜酸性的球形卵巢基质细胞。

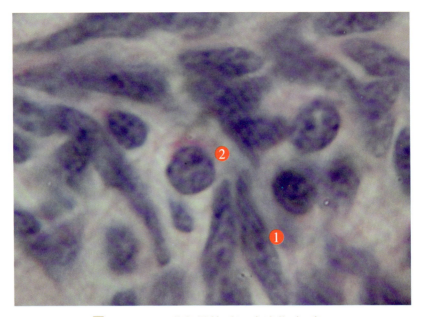

■ 图2-41 猫卵巢基质细胞演化（2）
苏木素-伊红染色 ×1 000
❶示长梭形卵巢基质细胞；❷示胞质嗜酸性的球形卵巢基质细胞。

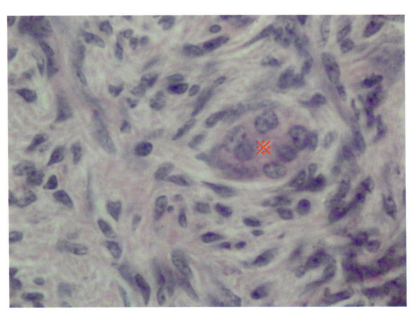

■ 图2-42 猫卵巢基质细胞演化（3）
苏木素-伊红染色 ×400
※示胞质嗜酸性的球形卵巢基质细胞群。

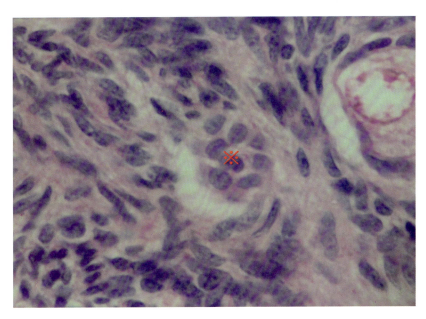

■ 图2-43　猫卵巢基质细胞演化（4）

苏木素-伊红染色　×400

※示胞质嗜酸性的球形卵巢基质细胞群。

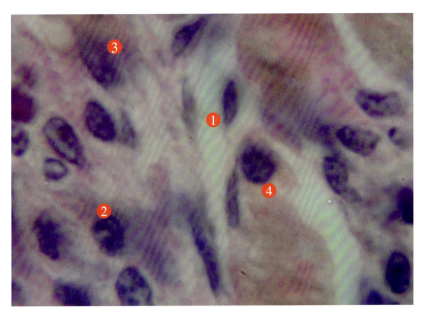

■ 图2-44　猫卵巢基质细胞-黄体细胞演化（1）

苏木素-伊红染色　×1 000

❶示梭形卵巢基质细胞；❷示近球形卵巢基质细胞；❸示成黄体细胞；❹示黄体细胞。

205

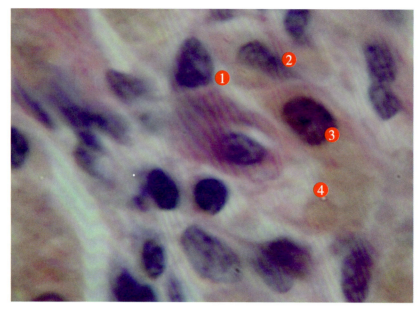

■ 图2-45 猫卵巢基质细胞-黄体细胞演化（2）

苏木素-伊红染色 ×1 000

❶示成黄体细胞；❷示过渡性黄体细胞；❸示黄体细胞；❹示衰老的黄体细胞。

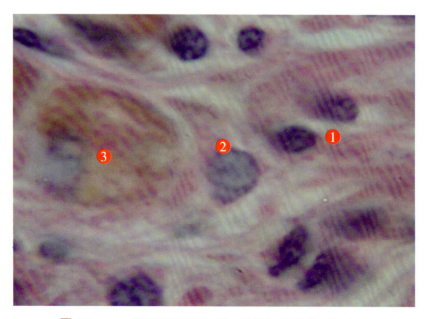

■ 图2-46 猫卵巢基质细胞-黄体细胞演化（3）

苏木素-伊红染色 ×1 000

❶示卵巢基质细胞；❷示过渡性黄体细胞；❸示黄体细胞。

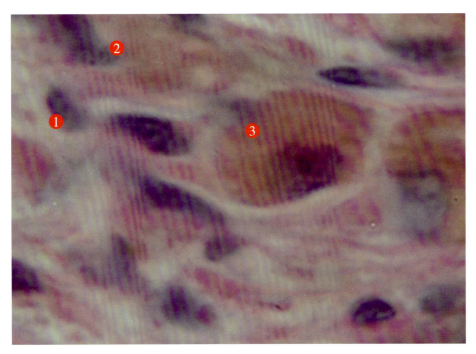

■ 图2-47 猫卵巢基质细胞-黄体细胞演化（4）

苏木素-伊红染色 ×1 000

❶示卵巢基质细胞；❷示成黄体细胞；❸示黄体细胞。

（四）卵巢血管源干细胞演化

卵巢内小血管壁外层细胞可离散成为卵巢基质细胞（图2-48），也可经过渡性细胞演化形成黄体细胞（图2-49~图2-51）。

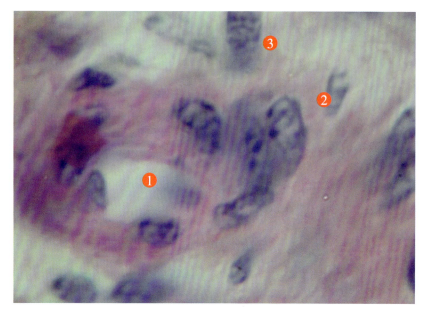

■ 图2-48　猫卵巢血管源干细胞演化（1）
苏木素-伊红染色　×1 000
❶示血管；❷示离散血管壁细胞；❸示卵巢基质细胞。

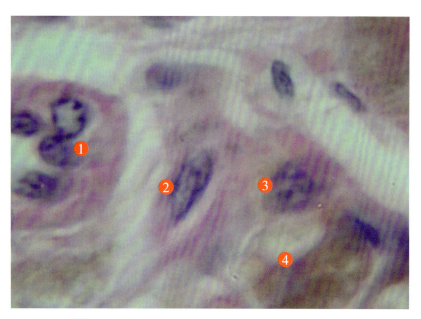

■ 图2-49　猫卵巢血管源干细胞演化（2）
苏木素-伊红染色　×1 000
❶示血管；❷示离散血管壁细胞；❸示过渡性细胞；❹示黄体细胞。

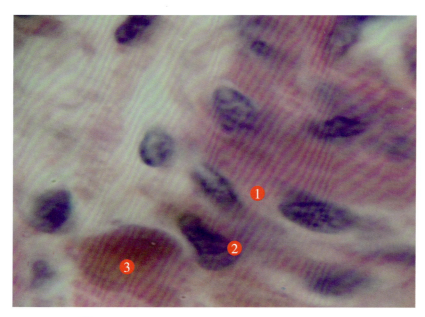

■ 图2-50　猫卵巢血管源干细胞演化（3）

苏木素–伊红染色　×1 000

❶示离散血管壁细胞；❷示过渡性细胞；❸示黄体细胞。

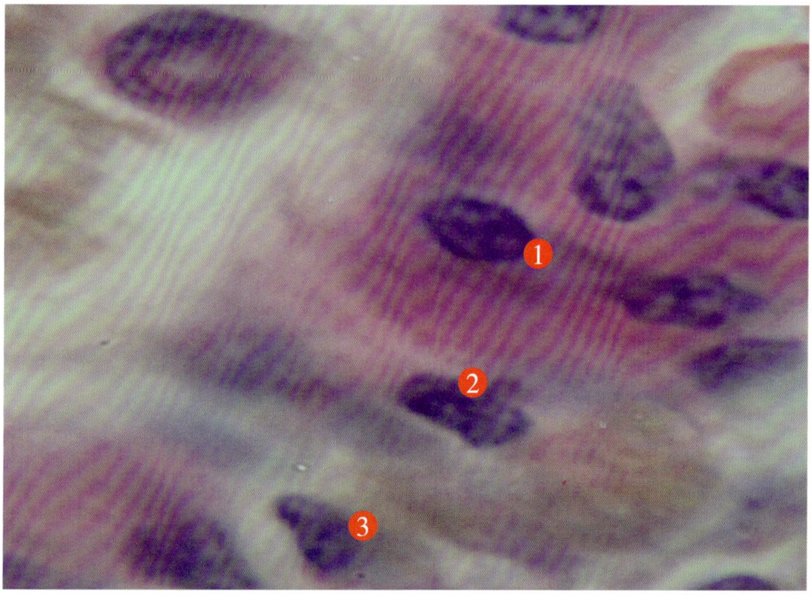

■ 图2-51　猫卵巢血管源干细胞演化（4）

苏木素–伊红染色　×1 000

❶示血管壁细胞；❷示过渡性细胞；❸示黄体细胞。

（五）卵巢干细胞巢演化

卵巢内也见干细胞巢，其细胞分散或成群演化形成卵巢基质细胞（图2-52、图2-53）。

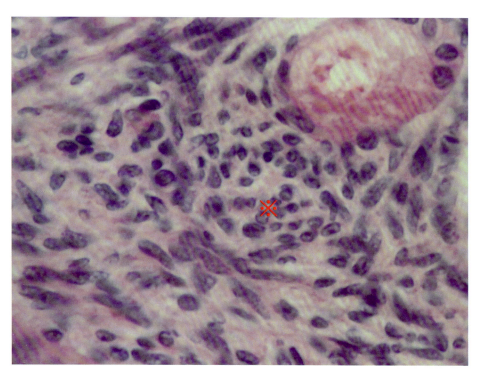

■ 图2-52 猫卵巢干细胞巢演化（1）

苏木素-伊红染色 ×400

※示干细胞巢。

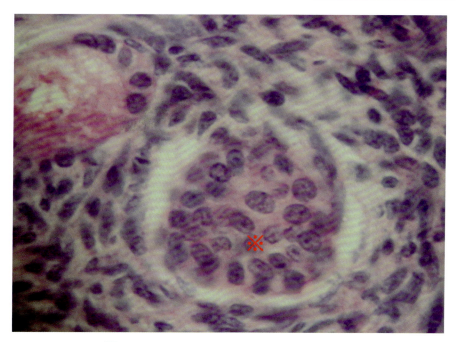

■ 图2-53　猫卵巢干细胞巢演化（2）

苏木素-伊红染色　×400

※示干细胞巢演化细胞团。

二、人卵巢组织动力学特点

人卵巢也见单层扁平、单层立方和柱状上皮（图2-54～图2-56），趋边巨大黄体外面的卵巢表面上皮可见线外突出的绒毛样结构（图2-56）。生育龄晚期人卵巢表面上皮也可见小凹陷细胞和单个上皮细胞下陷（图2-57），但下陷上皮细胞常增生并演化为散乱的卵巢基质细胞群，少见泡状结构（图2-58）。受激卵巢基质细胞很少能激变形成卵细胞（图2-59），已形成的卵细胞招募能力也较弱（图2-60），很少数才能演化为有活力的早期卵泡（图2-61），大多演化顿挫而闭锁（图2-62）。人卵巢梭形基质细胞也可经钝圆化演化形成黄体细胞（图2-63）。人卵巢内小血管壁细胞可外迁，经过渡性细胞演化为卵巢基质细胞（图2-64）。

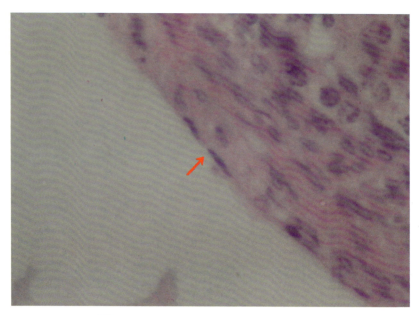

■ 图2-54 人卵巢表面上皮（1）
苏木素-伊红染色 ×400
↗ 示人卵巢表面单层扁平上皮。

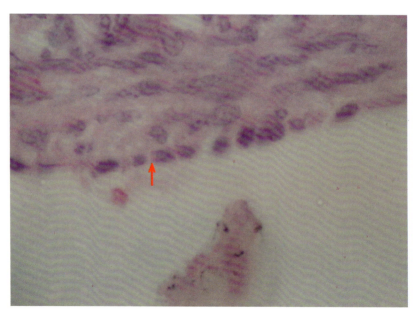

■ 图2-55 人卵巢表面上皮（2）
苏木素-伊红染色 ×400
↑ 示人卵巢表面单层立方上皮。

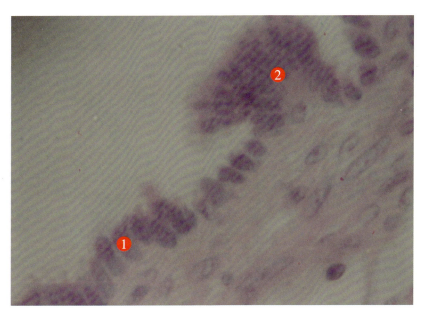

■ 图2-56　人卵巢表面上皮（3）

苏木素-伊红染色　×400

❶示人卵巢表面单层柱状上皮；❷示绒毛样结构。

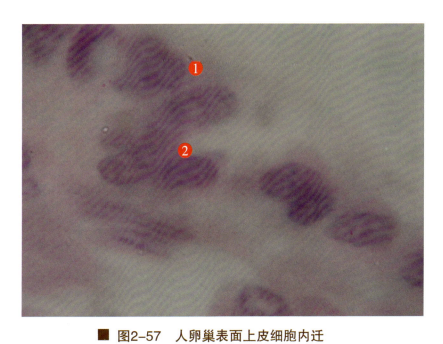

■ 图2-57　人卵巢表面上皮细胞内迁

苏木素-伊红染色　×1 000

❶示人卵巢表面单层柱状上皮；❷示人卵巢表面单层柱状上皮
细胞下陷、内迁。

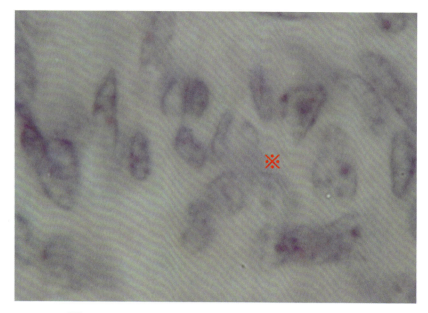

■ 图2-58　人卵巢内迁表面上皮细胞演化（1）

苏木素–伊红染色　×1 000

※示内迁表面上皮细胞增生演化形成的卵巢基质细胞群。

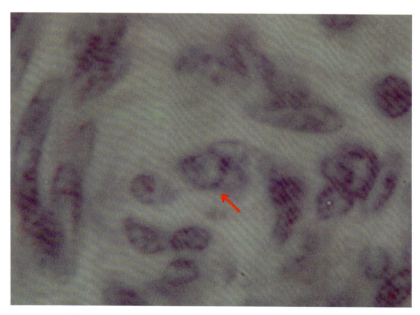

■ 图2-59　人卵巢内迁表面上皮细胞演化（2）

苏木素–伊红染色　×1 000

示激发的卵巢基质细胞未能成为泡状结构中心。

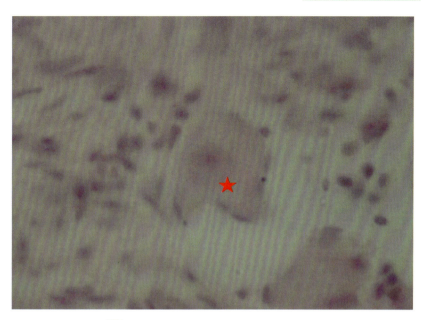

图2-60　人卵巢卵泡演化（1）
苏木素-伊红染色　×400
★示招募效应较差的原始卵泡。

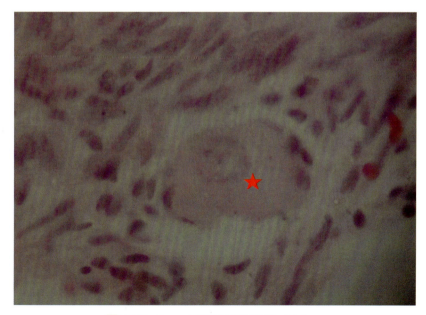

图2-61　人卵巢卵泡演化（2）
苏木素-伊红染色　×400
★示较健全的早期卵泡。

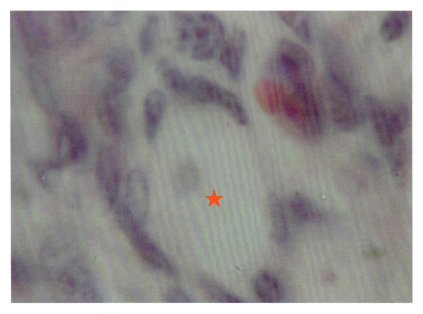

■ 图2-62 人卵巢卵泡演化（3）

苏木素–伊红染色 ×1 000

★示演化顿挫的初级卵泡。

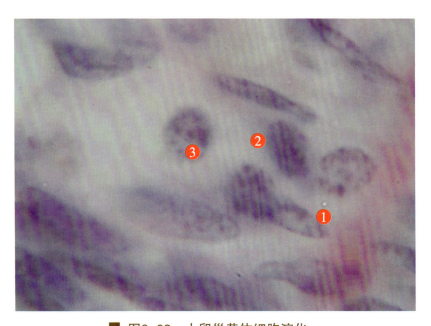

■ 图2-63 人卵巢黄体细胞演化

苏木素–伊红染色 ×1 000

❶示梭形卵巢基质细胞；❷示卵巢基质细胞钝圆化；❸示透明化的成黄体细胞。

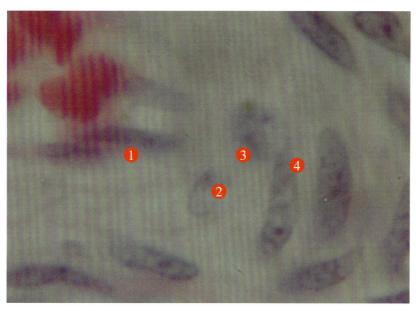

■ 图2-64　人卵巢血管源干细胞−卵巢基质细胞演化

苏木素−伊红染色　×1 000

❶示血管壁细胞；❷和❸示血管源干细胞；❹示卵巢基质细胞。

第二节　人子宫结构动力学

一、人子宫腺细胞演化

子宫腺与子宫肌紧密相连（图2-65），子宫腺细胞由子宫内膜间质细胞演化而来。

（一）子宫内膜间质细胞演化来源

子宫内膜间质细胞有子宫肌细胞和血管源干细胞两种演化来源。

1. 子宫肌细胞−子宫内膜间质细胞演化　子宫肌细胞演化为子宫内膜间质细胞又有嬗变与激变之分。

（1）子宫肌细胞-子宫内膜间质细胞嬗变演化　子宫肌细胞可经钝圆化逐渐由纤维肌细胞、肌纤维细胞演变为子宫内膜间质细胞（图2-66～图2-69）。

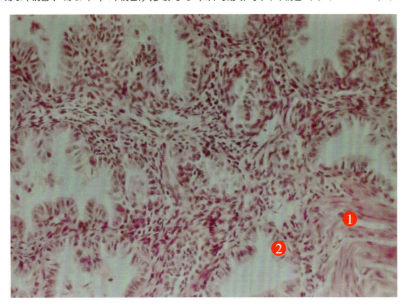

■ **图2-65　人分泌期子宫内膜**
苏木素-伊红染色　×100
❶示子宫肌；❷示子宫腺。

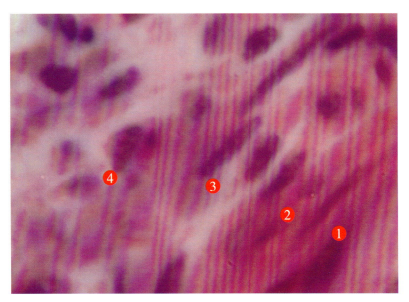

■ **图2-66　人子宫肌细胞-子宫间质细胞嬗变演化（1）**
苏木素-伊红染色　×1 000
❶示子宫肌细胞；❷示纤维肌细胞；❸示肌纤维细胞；❹示子宫间质细胞。

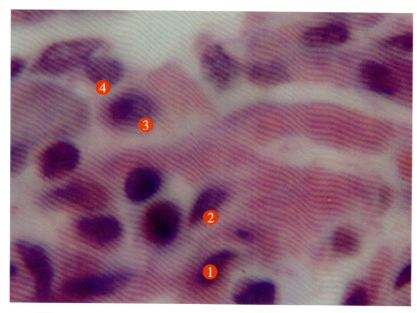

■ 图2-67　人子宫肌细胞–子宫间质细胞嬗变演化（2）

苏木素–伊红染色　×1 000

❶示子宫肌细胞；❷示纤维肌细胞；❸示肌纤维细胞；❹示子宫间质细胞。

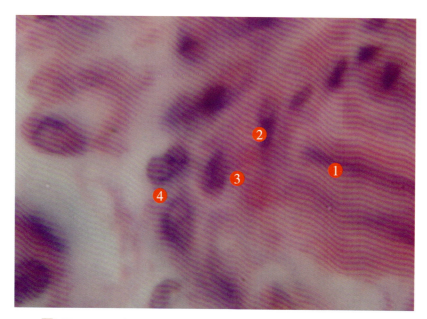

■ 图2-68　人子宫肌细胞–子宫间质细胞嬗变演化（3）

苏木素–伊红染色　×1 000

❶示子宫肌细胞；❷示纤维肌细胞；❸示肌纤维细胞；❹示子宫间质细胞。

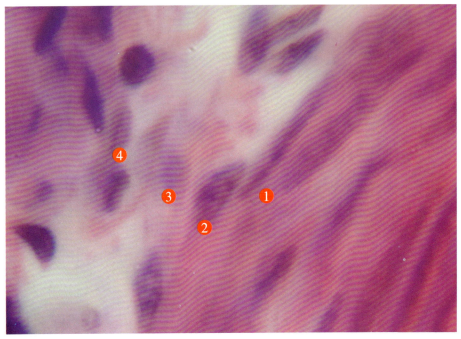

■ 图2-69　人子宫肌细胞-子宫间质细胞嬗变演化（4）

苏木素-伊红染色　×1 000

❶示子宫肌细胞；❷示纤维肌细胞；❸示肌纤维细胞；❹示子宫间质细胞。

　　（2）子宫肌细胞-子宫内膜间质细胞激变演化　子宫肌细胞还可经钝圆化、激变透明化演化成子宫内膜间质细胞（图2-70、图2-71）。子宫内膜与子宫肌层之间无基膜分隔，肌细胞与腺细胞分布犬牙交错，常见内膜内平滑肌孤岛（图2-72、图2-73），子宫肌层内也常见腺样细胞孤岛与夹层（图2-73、图2-74）。

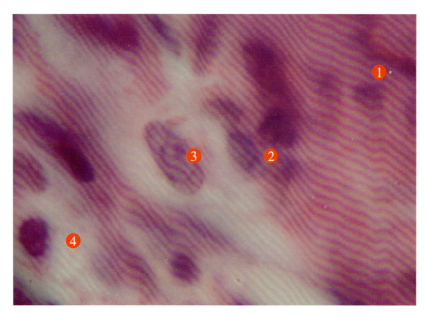

■ 图2-70 人子宫肌细胞–子宫间质细胞激变演化（1）
苏木素–伊红染色 ×1 000

❶示子宫肌细胞；❷示细胞钝圆化、透明化；❸示激变细胞；
❹示子宫间质细胞。

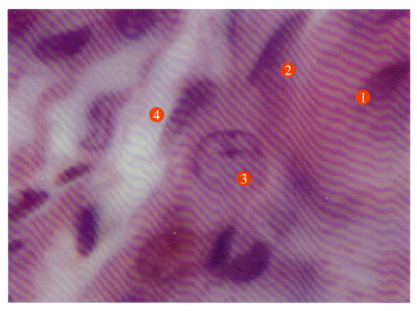

■ 图2-71 人子宫肌细胞–子宫间质细胞激变演化（2）
苏木素–伊红染色 ×1 000

❶示子宫肌细胞；❷示纤维肌细胞；❸示激变细胞；❹示子宫
间质细胞。

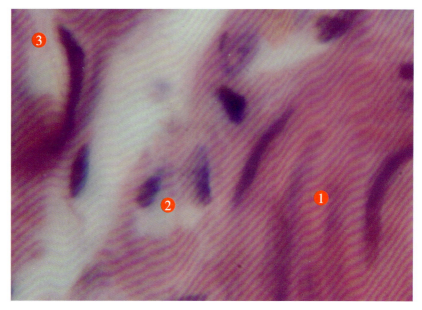

■ 图2-72　人子宫肌细胞-子宫间质细胞激变演化（3）

苏木素-伊红染色　×1 000

❶示子宫肌孤岛；❷示过渡性细胞；❸示子宫内膜。

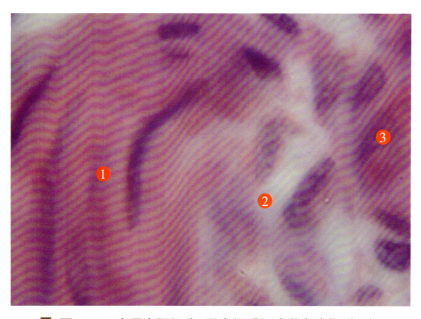

■ 图2-73　人子宫肌细胞-子宫间质细胞激变演化（4）

苏木素-伊红染色　×1 000

❶示子宫肌孤岛；❷示腺样化细胞夹层；❸示子宫肌层。

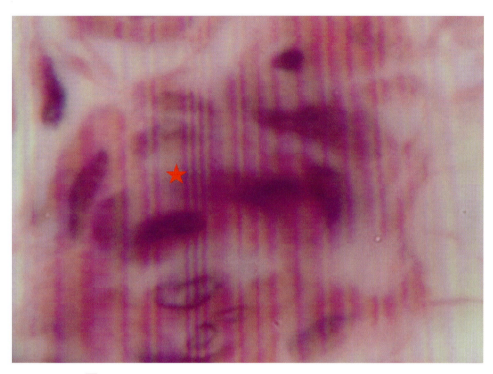

■ 图2-74　人子宫肌细胞–子宫间质细胞激变演化（5）

苏木素–伊红染色　×1 000

★示子宫肌层内腺样化细胞岛。

　　2．血管源干细胞–子宫内膜间质细胞演化　子宫内膜内小血管壁外层细胞可向外离散形成子宫内膜间质细胞，进而参与子宫腺细胞演化（图2-75、图2-76）。

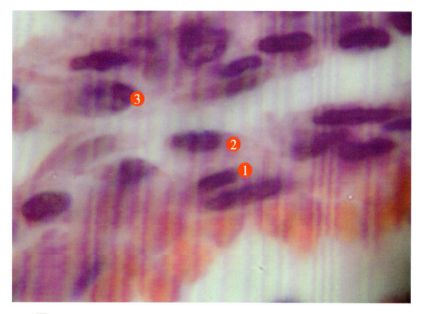

■ **图2-75　人血管源干细胞-子宫内膜间质细胞演化（1）**

苏木素-伊红染色　×1 000

❶示血管壁干细胞；❷示将脱离血管壁的干细胞；❸示子宫内膜间质细胞。

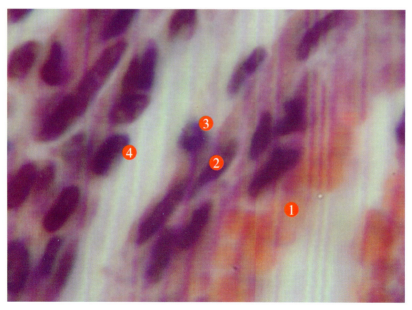

■ **图2-76　人血管源干细胞-子宫内膜间质细胞演化（2）**

苏木素-伊红染色　×1 000

❶示血管腔；❷示血管壁细胞；❸示血管源干细胞；❹示子宫内膜间质细胞。

（二）子宫内膜间质细胞−子宫腺细胞演化

子宫内膜间质细胞可以流线型向上迁移（图2-77，图2-78），上迁的内膜间质细胞可进入上皮成为腺细胞（图2-79、图2-80），也可逐渐演变成为子宫腺上皮细胞（图2-81、图2-82）。子宫腺细胞直接分裂象很常见（图2-83、图2-84）。

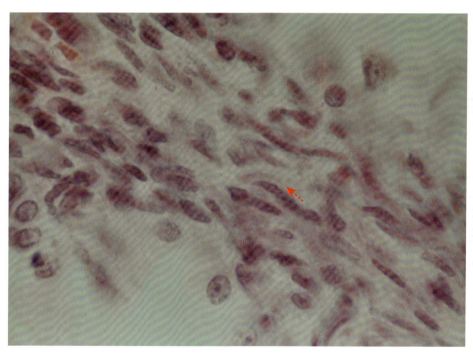

■ 图2-77 人子宫内膜间质细胞向上迁移（1）
苏木素−伊红染色 ×400
⬏ 示子宫内膜间质细胞向上迁移的方向。

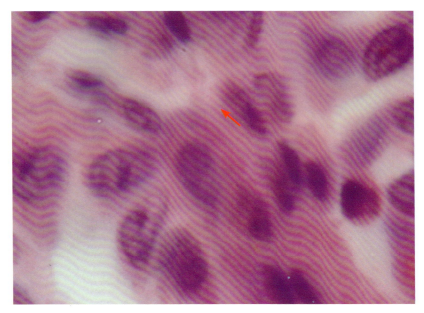

■ 图2-78　人子宫内膜间质细胞向上迁移（2）

苏木素-伊红染色　×1 000

↖ 示内膜间质细胞在子宫腺绒毛轴内迁移的方向。

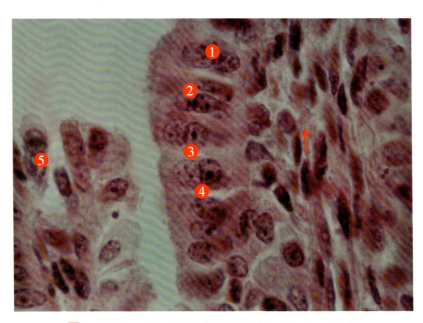

■ 图2-79　人子宫内膜间质细胞向上迁移（3）

苏木素-伊红染色　×400

↑ 示内膜间质细胞在子宫腺绒毛轴内迁移的方向。❶、❷、❸、❹和❺示子宫腺细胞直接分裂。

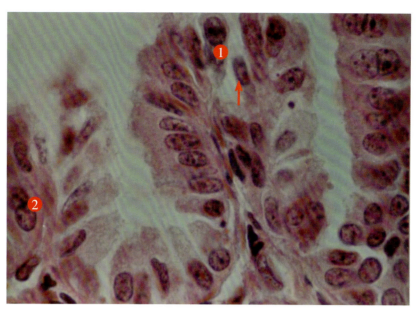

■ 图2-80 人子宫内膜间质细胞向上迁移（4）

苏木素-伊红染色 ×400

↑ 示内膜间质细胞掺入子宫腺上皮。❶和❷示子宫腺细胞直接分裂。

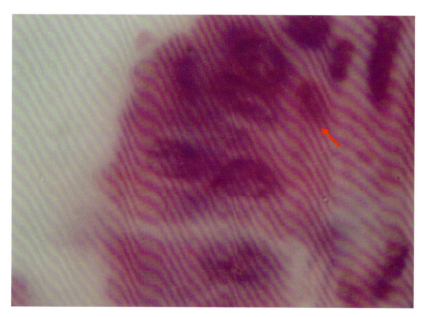

■ 图2-81 人子宫内膜间质细胞-子宫腺细胞演化（1）

苏木素-伊红染色 ×1 000

↗ 示子宫内膜间质细胞将掺入子宫腺上皮。

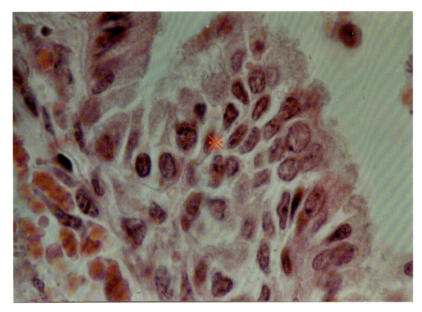

■ 图2-82　人子宫内膜间质细胞–子宫腺细胞演化（2）

苏木素–伊红染色　×400

※示多数子宫内膜间质细胞逐渐演化为子宫腺细胞。

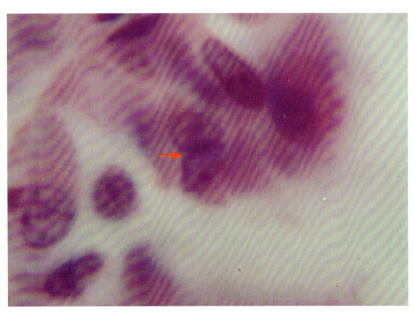

■ 图2-83　人子宫腺细胞直接分裂（1）

苏木素–伊红染色　×1 000

→ 示子宫腺细胞直接分裂。

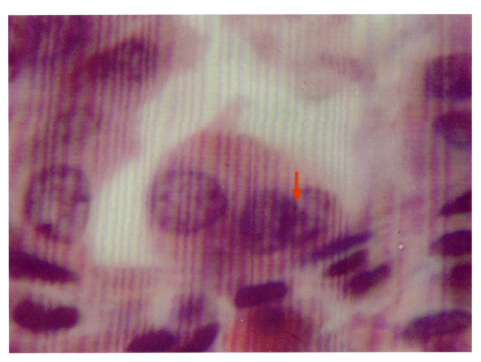

■ 图2-84 人子宫腺细胞直接分裂（2）

苏木素-伊红染色 ×1 000

↓示子宫腺细胞直接分裂。

二、人子宫肌组织动力学

（一）子宫肌细胞动力学

幼稚子宫肌细胞核较粗短，两端钝圆（图2-85、图2-86），成熟子宫肌细胞核逐渐拉长，两端削尖（图2-87～图2-89），衰老子宫肌细胞核固缩或脱色淡染（图2-90）。

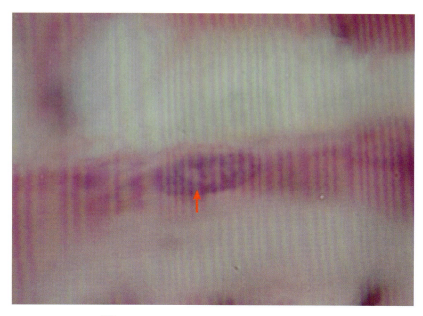

■ 图2-85　人子宫肌细胞演化（1）

苏木素-伊红染色　×1 000

↑示幼稚的子宫肌细胞。

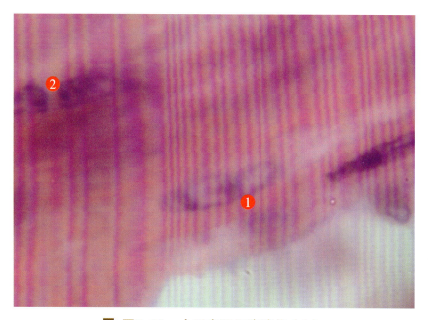

■ 图2-86　人子宫肌细胞演化（2）

苏木素-伊红染色　×1 000

❶示幼稚的子宫肌细胞直接分裂；❷示成熟的子宫肌细胞直接分裂。

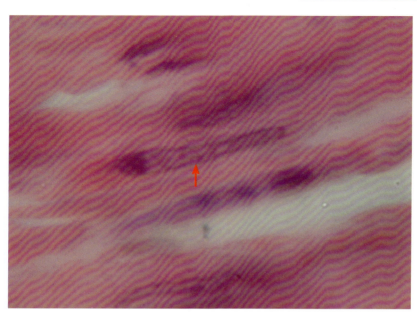

■ **图2-87　人子宫肌细胞演化（3）**
　　苏木素-伊红染色　×1 000
　↑示成熟的子宫肌细胞。

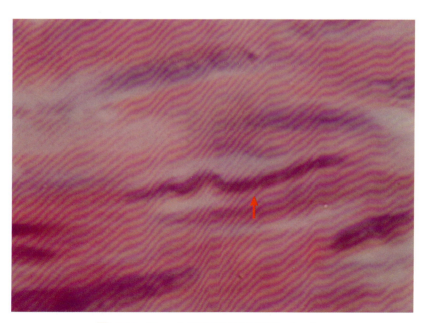

■ **图2-88　人子宫肌细胞演化（4）**
　　苏木素-伊红染色　×1 000
　↑示过成熟的子宫肌细胞。

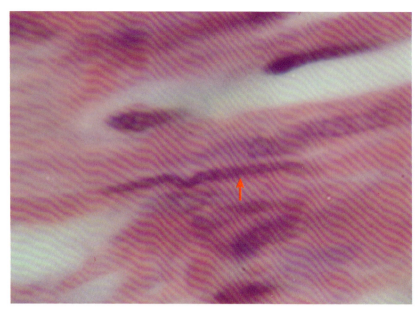

■ 图2-89　人子宫肌细胞演化（5）

苏木素–伊红染色　×1 000

↑ 示过成熟的子宫肌细胞。

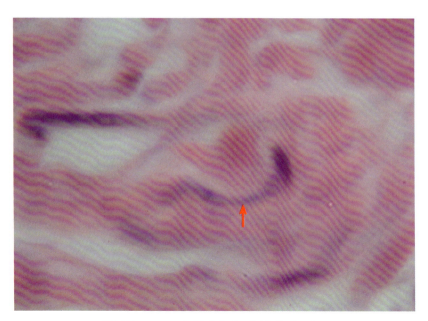

■ 图2-90　人子宫肌细胞演化（6）

苏木素–伊红染色　×1 000

↑ 示衰老的子宫肌细胞核脱色、淡染。

（二）神经束细胞–子宫肌细胞演化

子宫肌层内常见小神经束（图2-91、图2-92），神经束细胞可演化为子宫肌生发灶（图2-93、图2-94），逐渐演化成为子宫肌细胞（图2-95～图2-97）。

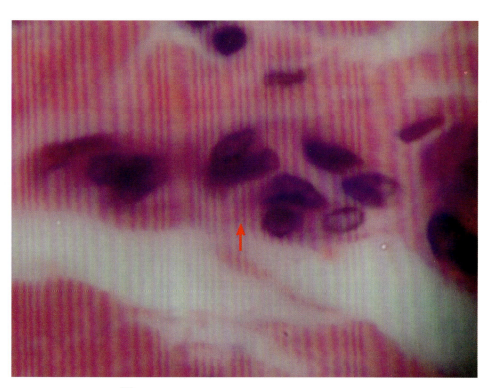

■ **图2-91　人子宫肌层内小神经束（1）**

苏木素–伊红染色　×1 000

↑示子宫肌层内小神经束。

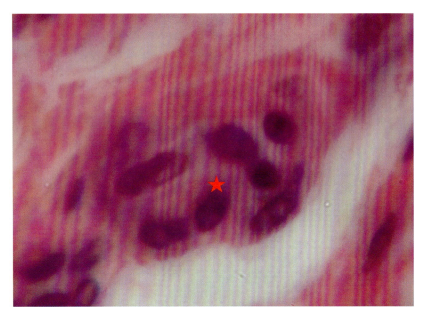

■ 图2-92　人子宫肌层内小神经束（2）

苏木素-伊红染色　×1 000

★示子宫肌层内小神经束。

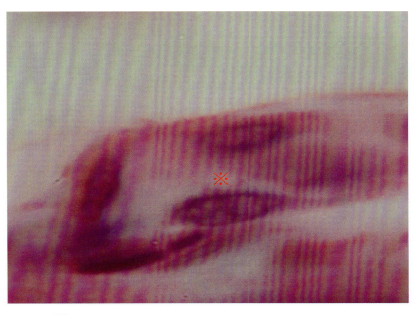

■ 图2-93　人神经束细胞-子宫肌细胞演化（1）

苏木素-伊红染色　×1 000

※示向子宫肌方向演化的小神经束。

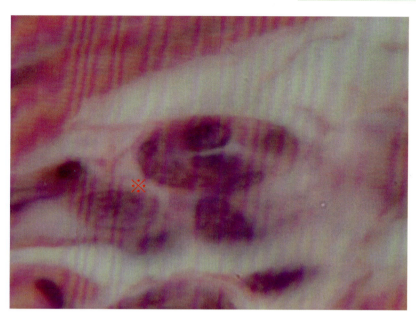

■ 图2-94　人神经束细胞–子宫肌细胞演化（2）
　　苏木素–伊红染色　×1 000
※示源自小神经束的子宫肌生发灶。

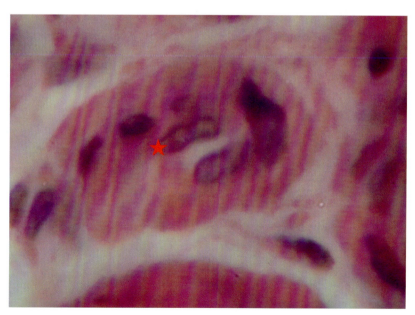

■ 图2-95　人神经束细胞–子宫肌细胞演化（3）
　　苏木素–伊红染色　×1 000
★示源自小神经束的幼稚子宫肌束。

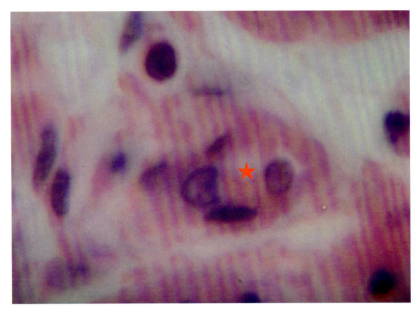

■ 图2-96　人神经束细胞-子宫肌细胞演化（4）

苏木素-伊红染色　×1 000

★示源自小神经束的幼稚子宫肌束。

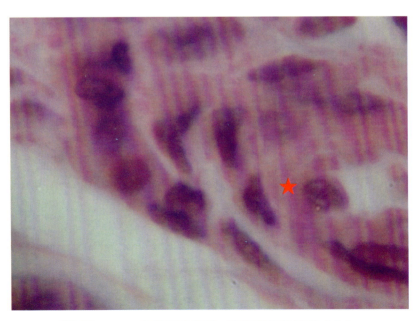

■ 图2-97　人神经束细胞-子宫肌细胞演化（5）

苏木素-伊红染色　×1 000

★示向小血管演化的小神经束。

小　结

　　卵巢部分表面上皮是真正的生殖上皮，单个上皮细胞下陷可演化成为卵巢基质细胞，参与组成卵泡壁或演化形成黄体细胞，下陷的上皮细胞也可激变成为卵原细胞。卵原细胞可招募卵巢基质细胞共同组成原始卵泡。原始卵泡发育长大经初级卵泡、成熟卵泡而后排卵，其间各级卵泡大量衰退闭锁。猫卵巢表面上皮可见多个上皮细胞向下凹陷，脱离上皮形成泡状结构，猫卵巢此泡状结构发育形成成熟卵泡的概率极小。子宫是以子宫肌为主体的肌性器官，子宫肌细胞可经内膜间质细胞迁移、演化形成子宫腺细胞，子宫腺与子宫肌交界犬牙交错。子宫肌由肌层内小神经束演化而来。

参考文献

[1] 石建军，杨增明．细胞凋亡与哺乳动物生殖[J]．生理科学进展，2002，33（1）：82‐84．

[2] 高凤鸣，于雁南，蒋涵英．实验动物皮肤和睾丸细胞动力学的研究[J]．解剖学报，1985，16（1）：100‐103．

[3] 周艺，郑世彬．附睾管上皮的组织结构和功能[J]．广东解剖学通报，1990，12（2）：206‐209．

[4] 刘慧雯，金连弘，陶树青，等．人胚胎睾丸生殖细胞发育的组织学和超微结构研究[J]．解剖学杂志，1996，19（6）：531‐533．

[5] 何素云，潘承彬．人胎卵巢的组织发生[J]．解剖学报，1987，18（1）：106‐109．

[6] 魏丽华，崔海庆，王新成，等．卵巢组织发生中间质细胞的形态学观察[J]．解剖学杂志，1992，15（1）：46‐48．

[7] 古雅丽，李新敏．子宫内膜息肉样腺肌瘤临床病理分析[J]．国际病理科学与临床杂志，2012，32（1）：23‐26．

[8] 丁肇林，金连弘，郭筠秋，等．大鼠卵泡膜外层平滑肌细胞的超微结构研究[J]．解剖学报．1984，15（4）：409‐413．

[9] 鞠晓芳，安铁洙，滕春波．干细胞巢研究进展[J]．生理科学进展．2007，38（7）：213‐218．

[10] ABE K, TAKANO H. Early degeneration of the epithelial cells in the initial segment of the epididymal duct in mice after efferent duct cutting[J]. Arch Histol Cytol，1989，52（3）：299‐310．

[11] AMANN R P. Function of the epididymis in bulls and rams[J]. J Reprod Fertil Suppl，1987，34：115‐131．

[12] AUERSPERG N, WONG A S, CHOI K C, et al. Ovarian surface epithelium: biology, endocrinology, and pathology[J]. Endocr Rev, 2001, 22（2）: 255-288.

[13] BARCLAY W W, AXANOVA L S, CHEN W, et al. Characterization of adult prostatic progenitor/stem cells exhibiting self-renewal and multilineage differentiation[J]. Stem Cells, 2008, 26（3）: 600-610.

[14] BERRIAN J H, DORNFELD E J. Cellular proliferation in the germinal epithelialum of immature rat ovaries[J]. J Exp Zool, 1950, 115: 493-511.

[15] BERTALANFFY F D. Cell renewal as the basis of diagnostic exfoliative cytology[J]. AM J Obstet Gynec, 1963, 85: 183-396.

[16] BERTALANFFY F D, LAU C. Cell renewal[J]. Int Rev Cytol, 1962, 13: 357-366.

[17] BERTALANFFY F D, LAU C. Mitotic rates, renewal times, and cytodynamics of the female genital tract epithelia in the rat[J]. Acta Anat, 1963, 54: 39-81.

[18] BHARTIYA D, SHAIKH A, NAGVENKAR P, et al. Very small embryonic-like stem cells with maximum regenerative potential get discarded during cord blood banking and bone marrow processing for autologous stem cell therapy[J]. Stem Cells Deve, 2012, 21（1）: 1-6.

[19] BHARTIYA D, UNNI S, PARTE S, et al. Very small embryonic-like stem cells: implications in reproductive biology[J]. Biomed Res Int, 2013, 2013: 682326.

[20] BLAU H M, BRAZELTON T R, WEIMANN J M. The evolving concept of a stem cell: entity or function[J]. Cell, 2001, 105（7）: 829-841.

[21] BROOK F A, CLARKE J R. Ovarian interstitial tissue of the wood mouse, Apodemus syevaticus[J]. J Reprod Fert, 1989, 85（1）: 251-260.

[22] BRODY J R, CUNHA G R. Histologic, morphometric, and immunocytochemical analysis of myometrial development in rats and mice: I. Normal development[J]. Am J Anat, 1989, 186（1）: 1-20.

[23] BUKOVSKY A. Ovarian stem cell niche and follicular renewal in mammals[J]. Anat Rec, 2011, 294（8）: 1284-1306.

[24] CAIRNIE A B, LALA P K, OSMOND D G. Stem cell of renewing cell populations[M]. New York: Academic Press, 1976.

[25] CERVELLO I, MARTINEZ-CONEJERO J A, HORCAJADAS J A, et al.

Identification, characterization and co - localization of label - retaining cell population in mouse endometrium with typical undifferentiated markers[J]. Hum Reprod, 2007, 22 (1): 45 - 51.

[26] CHAN R W, SCHWAB K E, GARGETT C E. Clonogenicity of human endometrial epithelial and stromal cells[J]. Biol Reprod, 2004, 70 (6): 1738 - 1750.

[27] CHAN R W, GARGETT C E. Identification of label - retaining cells in mouse endometrium[J]. Stem Cells, 2006, 24 (6): 1529 - 1538.

[28] DEANESLY R. Origins and development of interstitial tissue in the ovaries of rabbit and guinea - pig[J]. J Anat, 1972, 113 (Pt): 251 - 260.

[29] CLERMONT Y. Kinetics of spermatogenesis in mammals: Seminiferous epithelium cycle and spermatogonial renewal[J]. Physiol Rev, 1972, 52 (1): 198 - 236.

[30] DECOTTO E, SPRADLING A C. The Drosophla ovarian and testis stem cell niches: similar somatic stem cells and signals[J]. Developmental Cell, 2005, 9 (4): 501 - 510.

[31] DRUMMOND - BARBOSA D, SPRADLING A C. Stem cells and their progeny respond to nutritional changes during drosophila oogenesis[J]. Deve Biol, 2001, 231 (1): 265 - 278.

[32] DU H, TAYLOR H S. Contribution of bone marrow - derived stem cells to endometrium and endometriosis[J]. Stem Cells, 2007, 25 (8): 2082 - 2086.

[33] GARGETT C E. Identification and characterisation of human endometrial stem/progenitor cells[J]. Aust N Z J Obstet Gynaecol, 2006, 46 (3): 250 - 253.

[34] GARGETT C E. Stem cells in gynaecology[J]. Aust N Z J Obstet Gynaecol, 2004, 44 (5): 380 - 386.

[35] GILBOA L, FORBES A, TAZUKE S I, et al. Germline stem cell differentiationin drosophila requires gap junctions and proceeds via an intermediate state[J]. Development, 2003, 130 (26): 6625 - 6634.

[36] GONDOS B, BHIRALEUS P, HOBEL C J. Ultrastructural observations on germ cells in human fetal ovaries[J]. Am J Obstet Gynecol, 1971, 110 (5): 644 - 652.

[37] GONDOS B, HOBEL C J. Interstitial cells in the human fetal ovary[J]. Endocr, 1973, 93 (3): 736 - 739.

[38] GONG S P, LEE S T, LEE E J, et al. Embryonic stem cell‐like cells established by culture of adult ovarian cells in mice[J]. Fertil Steril, 2010, 93（8）: 2594‐2601.

[39] GONDOS B, HOBEL C J. Ultrastructure of germ cell development in the human fetal testis[J]. Z Zellforsch Mikrosk Anat, 1971, 119（1）: 1‐20.

[40] Gondos B, Conner A L. Ultrastructure of developing germ cell in the fetal rabbit testis[J]. Am J Anat, 1973, 136（1）: 23‐42.

[41] GOOSSENS E, TOURNAYE H. Testicular stem cells[J]. Semin Reprod Med, 2006, 24（5）: 370‐378.

[42] GRAY C A, BARTOL F F, TARLETON B J, et al. Developmental biology of uterine glands[J]. Biol Reprod, 2001, 65（5）: 1311‐1323.

[43] GUAN K, NAYERNIA K, MAIER L S, et al. Pluripotency of spermatogonial stem cells from adult mouse testis[J]. Nature, 2006, 440（7088）: 1199‐1203.

[44] GUO C, ZHU H, HUANG W, et al. Side population cells in the human decidua of early pregnancy exhibit stem/progenitor cell‐like characteristics[J]. Reprod Biomed Online, 2010, 21（6）: 783‐793.

[45] GURAYA S S. Recent advances in the morphology, histochemistry and biochemistry of the developing mammalian ovary[J]. Int Rev Cytol, 1977, 51: 49‐131.

[46] GURAYA S S. Recent advances in the morphology, histochemistry, biochemistry, and physiology of interstitial gland cells in the mammalian ovary[J]. Int Rev Cytol, 1978, 55: 171‐245.

[47] HALASA M, BASKIEWICZ‐MASIUK M, DABKOWSKA E, et al. An efficient two‐step method to purify very small embryonic‐like （VSEL） stem cells from umbilical cord blood （UCB） [J]. Folia Histochemi Cytobiol, 2008, 46（2）: 239‐243.

[48] HILSCHER W. Beitraege zur orthologie und pathologie der spermatogoniogenese der‐ratte[J]. Beitrage zur Orthologie und Pathologie, 1964, 130: 69‐132.

[49] HIURA M, FUJITA H. Electron microscopy of the cytodifferatiation of the theca cell in the mouse ovary[J]. Arch Histol Jpn, 1977, 40（2）: 95‐105.

[50] HU FF, JING X, CUI YG, et al. Isolation and characterization of side population cells in the postpartum murine endometrium[J]. Reprod Sci, 2010, 17（7）: 629‐642.

[51] HUCKINS C. Cell cycle properties of differentiating spermatogonia in adult Sprague - Dawley rats[J]. Cell Tissue Kinet, 1971, 4（2）: 139 - 154.

[52] JANZEN V, SCADDEN D T. Stem cells: good, bad and reformable[J]. Nature, 2006, 441（7092）: 418 - 419.

[53] JOHNSON J, CANNING J, KANEKO T, et al. Germline stem cells and follicular renewal in the postnatal mammalian ovary[J]. Nature, 2004, 428（6979）: 145 - 150.

[54] KAI T, SPRADLING A. An empty drosophila stem cell niche reactivates the proliferation of ectopic cells[J]. Proc Natl Acad Sci USA, 2003, 100（8）: 4633 - 4638.

[55] KANATSU - SHINOHARA M, INOUE K, LEE J, et al. Generation of pluripotentstem cells from neonatal mouse testis[J]. Cell, 2004, 119（7）: 1001 - 1012.

[56] KATO K, YOSHIMOTO M, KATO K, et al. Characterization of side - population cells in human normal endometrium[J]. Hum Reprod, 2007, 22（5）: 1214 - 1223.

[57] KOBAYASHI A, BEHRINGER R R. Developmental genetics of the female reproductive tract in mammals[J]. Nat Rev Genet, 2003, 4（12）: 969 - 980.

[58] KONISHI I, FUJII S, OKAMURA H, et al. Denelopment of interstitial cells and ovigerous cord in the human fetal ovary: an ultrastructural study[J]. J Anat, 1986, 148: 121 - 135.

[59] KOSSACK N, MENESES J, SHEFI S, et al. Isolation and characterization of pluripotent human spermatogonial stem cell - derived cells[J]. Stem Cells, 2009, 27: 138 - 149.

[60] KURITA T, COOKE P S, CUNHA G R. Epithelial - stromal tissue interaction in paramesonephric （Mullerian） epithelial differentiation[J]. Dev Biol, 2001, 240（1）: 194 - 211.

[61] LEBLOND C P, WALKER B E. Renewal of cell populations[J]. Physiol Rev, 1956, 36（2）: 255 - 276.

[62] LEI L, SPRADLING A C. Female mice lack adult germ - line stem cells but sustain oogenesis using stable primordial follicles[J]. Proc Natl Acad Sci USA, 2013, 110: 8585 - 8590.

[63] LI L, XIE T. Stem cell niche: structure and function[J]. Annu Revi Cell Deve Biol, 2005, 21: 605 – 631.

[64] LI L, CLEVERS H. Coexistence of quiescent and active adult stem cells in mammals[J]. Science, 2010, 327（5965）: 542 – 545.

[65] LOBEL M K, SOMASUNDARAM P, MORTON C C. The genetic heterogeneity of uterine leiomyomata[J]. Obstet Gynecol Clin North Am, 2006, 33（1）: 13 – 39.

[66] LOWRY W E, RICHTER L, YACHECHKO R, et al. Generation of human induced pluripotent stem cells from dermal fibrobroblasts[J]. Proc Natl Acad Sci USA, 2008, 105（8）: 2883 – 2888.

[67] MARGOLIS J, SPRADLING A. Identification and behavior of epithelial stem cells in the drosophila ovary[J]. Development, 1995, 121（11）: 3797 – 3807.

[68] MIZRAK S C, CHIKHOVSKAYA J V, SADRI – ARDEKANI H, et al. Embryonic stem cell – like cells derived from adult human testis[J]. Hum Reprod, 2010, 25（1）: 158 – 167.

[69] MOERI H, MATSUMOTO K. On the histogenesis of the ovarian interstitial gland in rabbits. 1. Primary interstitial gland[J]. Am J Anat, 1970, 129（3）: 289 – 305.

[70] MORRIONE T G, SEIFTER S. Alteration in the collagen content of the human uterus during pregnancy and post partum involution[J]. J Exp Med, 1962, 115: 357 – 365.

[71] ONO M, MARUYAMA T, MASUDA H, et al. Side population in human uterine myometrium displays phenotypic and functional characteristics of myometrial stem cells[J]. Proc Natl Acad Sci USA, 2007, 104（47）: 18700 – 18705.

[72] O'SHEA J D. Smooth muscle – like cells in the theca externa of ovarian follicle in the sheep[J]. J Reprod Fertil, 1971, 24（2）: 283 – 285.

[73] PACCHIAROTTI J, MAKI C, RAMOS T, et al. Differentiation potential of germ line stem cells derived from the postnatal mouse ovary[J]. Differentiation, 2010, 79（3）: 159 – 170.

[74] PADYKULA H A. Regeneration in the primate uterus: the role of stem cells[J]. Ann N Y Acad Sci, 1991, 622: 47 – 56.

[75] PADYKULA H A. Regeneration in the primate uterus: The role of stem cells[J]. Ann N Y Acad Sci, 1991, 4: 47 – 56.

[76] PAN L, CHEN S, WENG C, et al. Stem cell aging is controlled both intrinsically and extrinsically in the Drosophila ovary[J]. Cell Stem Cell, 2007, 1 (4): 458 - 469.

[77] PARTE S, BHARTIYA D, TELANG J, et al. Detection, characterization, and spontaneous differentiation in vitro of very small embryonic - like putative stem cells in adult mammalian ovary[J]. Stem Cells Deve, 2011, 20 (8): 1451 - 1464.

[78] PEPLING M E. Follicular assembly: mechanisms of action[J]. Reproduction, 2012, 143 (2): 139 - 149.

[79] PINKERTON J H, MCKAY D G, ADAMS E C, et al. Development of human ovary - a study using histochemicat techics[J]. Obstet Gynecol, 1961, 18: 152 - 181.

[80] POST L C, INNIS J W. Infertility in adult hypodactyly mice is associated with hypoplasia of distal reproductive structures[J]. Biol Reprod, 1999, 61 (6): 1402 - 1408.

[81] PREFFER F I, DOMBKOWSKI D, SYKES M, et al. Lineage - negative side - population (SP) cells with restricted hematopoietic capacity circulate in normal human adult blood: immunophenotypic and functional characterization[J]. Stem Cells, 2002, 20 (5): 417 - 427.

[82] PRIANISHNIKOV V. A. On the concept of stem cell and a model of functional - morphological structure of the endometrium[J]. Contraception, 1978, 18 (3): 213 - 223.

[83] RATAJCZAK M Z, SUSZYNSKA M, PEDZIWIATR D, et al. Umbilical cord blood - derived very small embryonic like stem cells (VSELs) as a source of pluripotent stem cells for regenerative medicine[J]. Pediatr Endocrinol Rev, 2012, 9 (3): 639 - 643.

[84] REYNOLDS L P, REDMER D A. Growth and microvascular development of the uterus during early pregnancy in ewes[J]. Biol Reprod, 1992, 47 (5): 698 - 708.

[85] SCADDEN D T. The stem cell niche as an entity of action[J]. Nature, 2006, 441 (7097): 1075 - 1079.

[86] SCHWAB K E, CHAN R W, GARGETT C E. Putative stem cell activity of human endometrial epithelial and stromal cells during the menstrual cycle[J]. Fertil Steril, 2005, 84 (Suppl): 1124 - 1130.

[87] SCHWAB K E, GARGETT C E. Co - expression of two perivascular cell markers

isolates mesenchymal stem - like cells from human endometrium[J]. Hum Reprod, 2007, 22（1）: 2903 - 2911.

[88] SCHWAB K E, HUTCHINSON P, GARGETT C E. Identification of surface markers for prospective isolation of human endometrial stromal colony - forming cells[J]. Hum Reprod, 2008, 23（4）: 934 - 943.

[89] SNYDER E Y, LORING J F. A role for stem cell biology in the physiological and pathological aspects of aging[J]. J Am Geriatr Soc, 2005, 53（9 Suppl）: 287 - 291.

[90] SONG X, ZHU CH, DOAN C, et al. Germline stem cells anchored by adherens junctions in the drosophila ovary niches[J]. Science, 2002, 296（5574）: 1855 - 1857.

[91] SPENCER T E, HAYASHI K, HU J, et al. Comparative developmental biology of the mammalian uterus[J]. Curr Top Dev Biol, 2005, 68: 85 - 122.

[92] SUN E L, FLICKINGER C J. Development of cell types and regional differences in the postnatal rat epididymi[J]. Am J Anat, 1979, 154（1）: 27 - 56.

[93] SUN E L, FLICKINGER C J. Proliferative activity in the rat epididymis during postnatal development[J]. Anat Rec, 1982, 203（2）: 273 - 284.

[94] SZOTEK P P, CHANG H L, ZHANG L, et al. Adult mouse myometrial label - retaining cells divide in response to gonadotropin stimulation[J]. Stem Cells, 2007, 25（5）: 1317 - 1325.

[95] TANAKA M, KYO S, KANAYA T, et al. Evidence of the monoclonal composition of human endometrial epithelial glands and mosaic pattern of clonal distribution in luminal epithelium[J]. Am J Pathol, 2003, 163（1）: 295 - 301.

[96] TAYLOR H S. Endometrial cells derived from donor stem cells in bone marrow transplant recipients[J]. JAMA, 2004, 292（1）: 81 - 85.

[97] TSUJI S, YOSHIMOTO M, TAKAHASHI K, et al. Side population cells contribute to the genesis of human endometrium[J]. Fertil Steril, 2008, 90（4 Suppl）: 1528 - 1537.

[98] VIRANT - KLUN I, ZECH N, RO MAN P, et al. Putative stem cells with an embryonic character isolated from the ovarian surface epithelium of women with no naturally present follicles and oocytes[J]. Differentiation, 2008, 76（8）: 843 - 856.

[99] VIRANT - KLUN I, ROZMAN P, CVJETICANIN B, et al. Parthenogenetic embryo - like structures in the human ovarian surface epithelium cell culture in postmenopausal

women with no naturally present follicles and oocytes[J]. Stem Cells Dev, 2009, 18 (1): 137 - 149.

[100]　VIRANT - KLUN I, STIMPFEL M, SKUTELLA T. Stem cell in adult human ovaries: fromfemale fertility to ovarian cancer[J]. Curr Pharm Des, 2012, 18 (3): 283 - 292.

[101]　WHITE Y A, WOODS D C, TAKAI Y, et al. Oocyte formation by mitotically active germ cells purified from ovaries of reproductive - age women[J]. Nature Medicine, 2012, 18 (3): 413 - 421.

[102]　WOLFF E F, WOLFF A B, HONGLING D, et al. Demonstration of multipotent stem cells in the adult human endometrium by in vitro chondrogenesis[J]. Reprod Sci, 2007, 14 (6): 524 - 533.

[103]　XIE T, SPRADLING A. A niche maintaining germ line stem cells in the Drosophila ovary[J]. Science, 2000, 290 (5490): 328 - 330.

[104]　YEUNG C H, NASHAN D, SORG C, et al. Basal cells of the human epididymis - antigenic and ultrastructural similarities to tissue - fixed macrophages[J]. Biol Reprod, 1994, 50 (4): 917 - 926.

[105]　ZHAO R, XUAN Y, LI X, et al. Age - related changes of germline stem cell activity, niche signaling activity and egg production in drosophila [J]. Aging Cell, 2008, 7 (3): 344 - 354.

[106]　ZOU K, YUAN Z, YANG Z, et al. Production of offspring from a germline stem cell line derived from neonatal ovaries[J]. Nature Cell Biology, 2009, 11 (5): 631 - 636.